角膜の構造

角膜は、5層でできています。

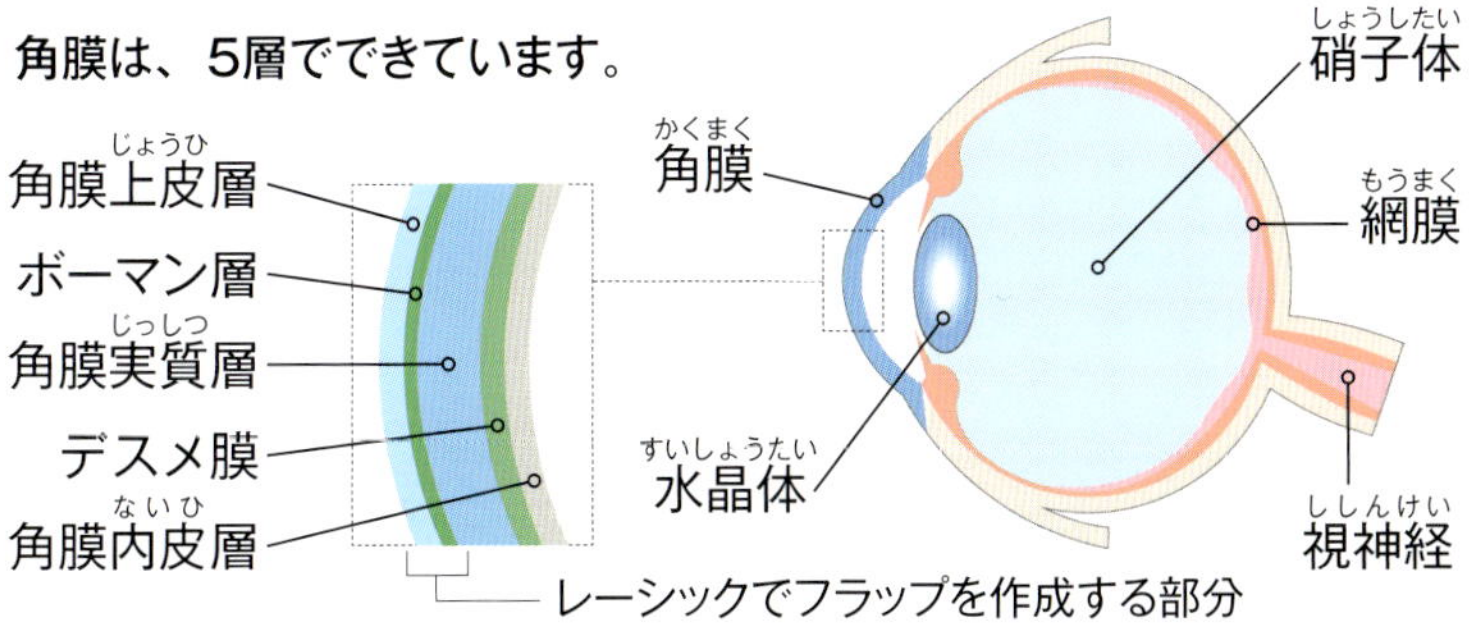

ボーマン層の再生

ボーマン層の再生は、見心地の良さに深く関係していると考えられます。

1.5ヵ月後 スカスカ状態

2.5ヵ月後 再生し始めた

6ヵ月後 しっかりと目が詰まり再生した

奥山公道「実技角膜屈折手術」P215-P216 ／南山道 1997

レーザー近視矯正手術とボーマン層の関係

● レーシックで角膜を切ってフタ（フラップ）を作る際、ボーマン層を切断してしまう可能性があります。

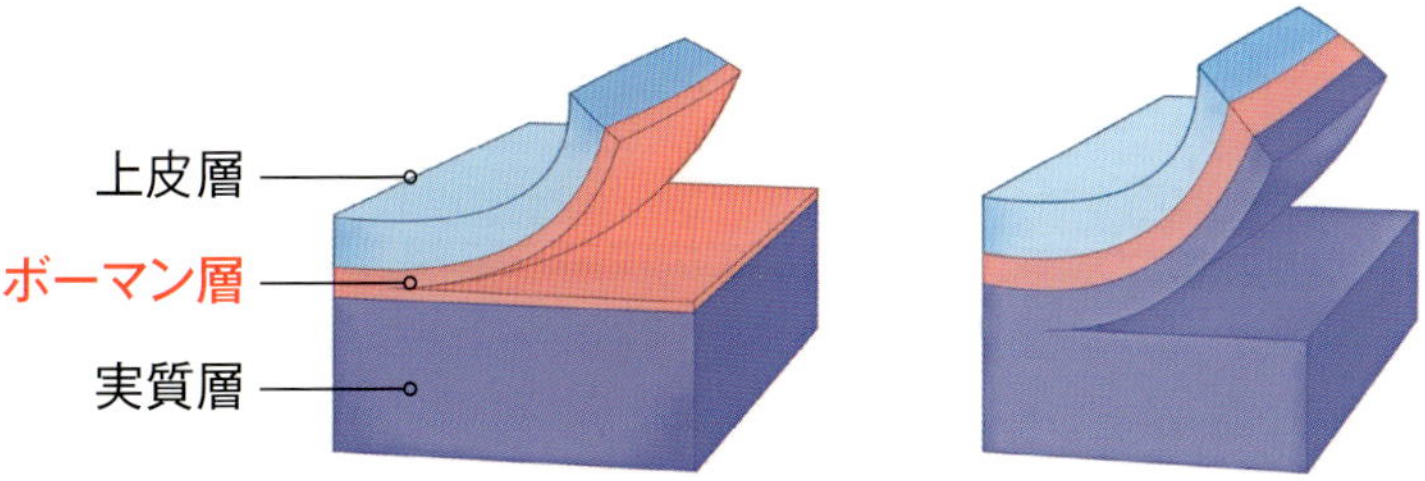

● 厚い角膜上皮の場合

厚い角膜上皮の場合は、フタをめくったあとの部分にボーマン層の一部が残る

● 薄い角膜上皮の場合

薄い角膜上皮の場合は、めくったフタ側にボーマン層が全部くっついてしまう

パーク近視手術

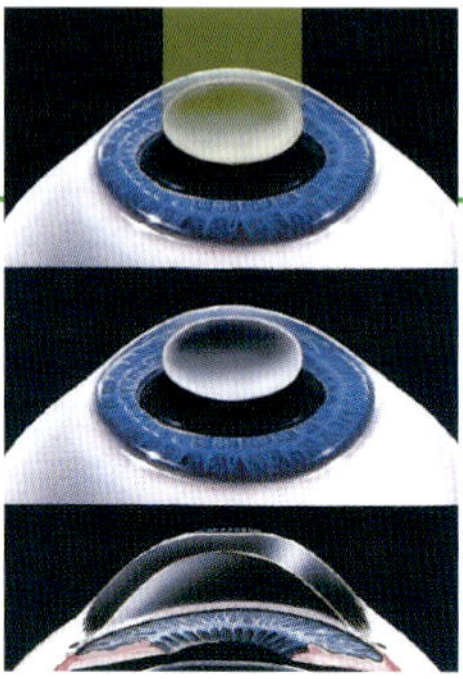

パーク近視手術は、太いビーム（3Dエキシマレーザー）を照射して角膜上皮を蒸散させ、実質層に直接レーザーを照射する方法。メスで角膜上皮をこすり落としたり（通常のPRK）、カンナでフタを作ったり（レーシック）しない。レーザー照射は約30秒（片目）、手術は3～4分で終わる。

パーク近視手術のメリット

●角膜にレーザーを一括照射する

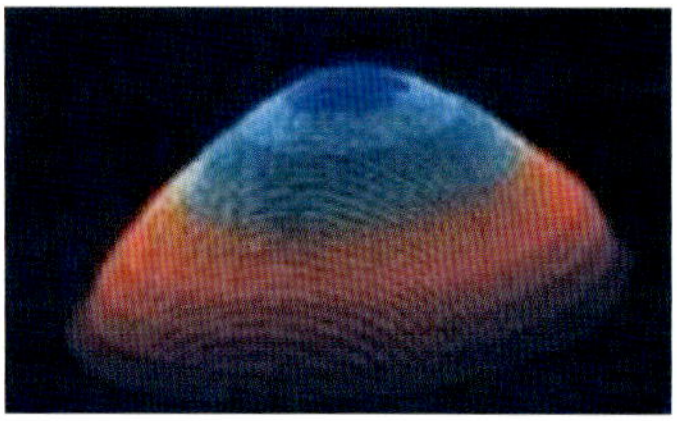

エネルギー分布を色で判別するレーザー機器のコンピュータ解析と同時に、人間の目視による確認をおこない、綿密な近視矯正が可能。角膜に直接、太いレーザービームを一括照射し、立体的に「多焦点矯正面」を作る。

●調節負荷が少ない多焦点矯正面を作る

多焦点矯正面は、少ない調節負荷で遠近の焦点を合わせることができる。読書をする時のような30cmの近距離も、車を運転する時のような遠距離にも対応しやすい。

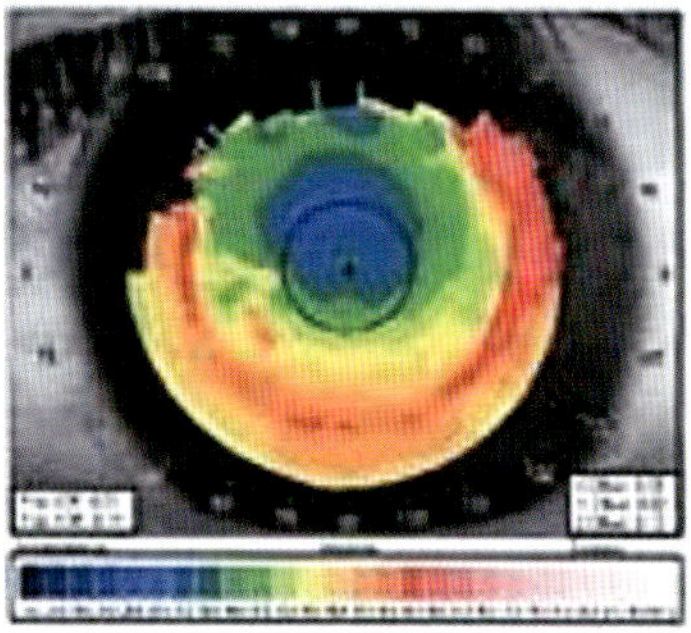

パーク近視手術による多焦点矯正面

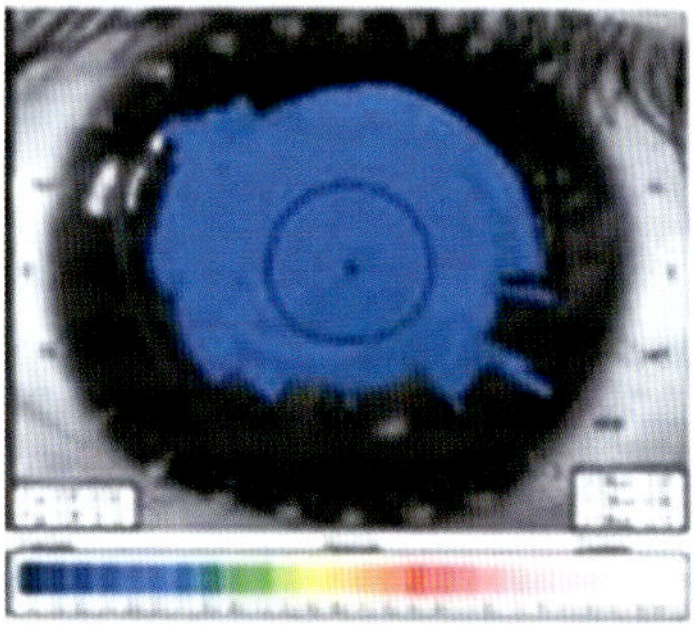

コンタクトレンズによる単焦点矯正面

中央の黒点は、瞳孔の中心。青色の部分は屈折力が弱く、遠くの見やすさを確保し、薄緑色の部分は屈折力がやや強く、手元の字の見やすさを確保していることを示す。

一方、コンタクトレンズを装着した場合、角膜はコンタクトに覆われて平坦になり、全体が青一色になっている。40歳を境に、遠見に合わせたコンタクトレンズをしていると、目が疲れる、肩がこる、頭が重いなどの症状が出ることがあるが、水晶体の調節力の衰えによるものと考えられる。

はじめに――奥ノ山医院の近視矯正手術

私と近視矯正手術の出会いは、今から35年前にさかのぼります。

日本では、近視を手術で治すとは考えられていなかった当時、私はロシアでＲＫ手術（正式には角膜屈折矯正手術といいます）を体験しました。昨日まで見ていた景色とは、まったく違う鮮明な景色が飛び込んできたときの驚きは、今でもよく覚えています。

この感動を日本の人たちに伝えたい――その思いに突き動かされるように、帰国した私は、眼科クリニックでＲＫ手術を始めました。その後、今日まで、眼科医療は飛躍的に進歩し、さまざまな手術法が登場しましたが、どの方法が最適なのか、眼科医であり患者でもある立場から検討し続けました。

角膜は、黒目の部分にある透明の膜で、水晶体と呼ばれる目のレンズと協力し合って見え具合を調整し、網膜の中央部分で結像させます。見え具合のうち、角膜の屈折度を矯正するのが近視矯正手術です。

少し専門的な話になりますが、外から入ってくる光を収束させる部分を「角膜中央光学領域」といいます。この光学領域をどうするのかが、近視矯正手術では重要なポイン

＊グレア
夜間、光が散乱してまぶしく、見えにくくなる現象。

＊スターバースト
夜間、光が放射状に、星のように光って見える現象。

トです。そして長年にわたり検討した結果、「術後の見心地のためには、角膜の中央光学領域にメスを入れてはならない」という結論に至りました。実は、これは近視矯正手術の不文律です。

数ある近視矯正手術の中で最も歴史あるRK手術は、直径3ミリの角膜光学領域を避けて、角膜周辺を放射状に切開します。つまり、「光学領域にはメスを入れず」に角膜屈折力の減弱を図るのです。

不文律を破って矯正効果を重視するあまり、光学領域にメスを入れる試みがおこなわれましたが、その結果、＊グレアや＊スターバーストといった夜間の有害事象が発生しました。また、そのあとに登場したレーザー角膜矯正手術でも、光学領域が小さな場合に強いグレアが発生しました。要するに、これらの合併症は、角膜の中央光学領域を小さく設定したことによるものなのです。

RKを実施していた当時、「透明な角膜を切開するのは、けしからん」と眼科学界の権威からお叱りを受けたことがありました。

しかし、RKのあと、刃物を使わない、角膜に触れないで済むPRKに移行し、さらに角膜中央を切開するレーシックが広まり出したとき、私は強い違和感を持つとともに「あのときのお叱りは、なんだったのか」と思ったものです。

私のクリニックでおこなっているのは「パーク近視手術」といいます。

レーザーだけを角膜の中央光学領域に当て、光の曲げ具合を弱める方法です。

では「パーク近視手術」とPRK、レーシックとは、何がどう違うのか。詳しくはあとで述べますが、ここでは簡単に大きな違いを2つ挙げます。

●ポイント1　使用するレーザーの違い

通常のPRK、そしてレーザー近視矯正手術のヒーローだったレーシックが細いエキシマレーザーを使用するのに対して、「パーク近視手術」は、太いエキシマレーザーを使用します。

●ポイント2　レーザー照射前の処置の違い

通常のPRKは、レーザーを照射する前に、器具で角膜表面をそぎ落とす「上皮剥離《じょうひはくり》」をおこないますが、「パーク近視手術」は「上皮剥離」をしません。つまり、角膜に触れることなく、上皮にレーザーを照射します。

患者さんはベッドに横になり、麻酔薬を点眼したあと、目を固定する器具をつけレーザーを約30秒、照射。合併症対策をおこない終了です。手術は3～4分ほどで終わるので「えっ、たったこれだけ？」とビックリする患者さんが少なくありません。

レーシックは、まず角膜の中央光学領域を含めた表面を、マイクロケラトームと呼ばれるカンナでスライスして、ドア状のフタを作ります。そのフタをめくったところ（実質部分）にレーザーを照射して削り、フタを元に戻す手術法です。

手術が短時間で済む、痛みが少ない、手術後すぐに良く見える、術後の近視の戻りが少ないことから人気が出たのですが、その後、ドライアイや見心地を問われるようにな

＊不定愁訴（ふていしゅうそ）
頭が重い、肩がこる、イライラする、体がだるい、よく眠れない、ウツな気分が続くなどの自覚症状があるのに、医療機関を受診しても明らかな原因が見つからない状態。医学的な説明ができないため、本人が症状を訴えても職場や家庭で理解されにくい。

り、また、レーシックに関するさまざまな報道の影響もあり、ここ数年はレーシックを受ける人が激減しています。

「パーク近視手術」は、レーシックのようにフタを作らない分、レーシックよりも矯正面を大きく、被写界深度を深く設定できます。被写界深度とは、ピントが合って見える範囲のことで、被写界深度が深いということは、範囲が広いということですから、術後のピント合わせをおこなう水晶体の調節負担が軽くて済みます。

逆に被写界深度が浅いということは、ピントが合って見える範囲が狭いということで、浅い被写界深度の場合、ピントを合わせるための調節負担が増すことになり、＊不定愁訴やドライアイを起こす可能性があります。

また、手術してから数年後に若干近視が進み、視力が低下する状態のことを〝近視の戻り〟といいます。近視の戻りが起こるＰＲＫにかわって登場したのがレーシックです。レーシックは、角膜上皮をめくって実質層にレーザーを直接当てるので、近視の戻りが起きなくなると歓迎されましたが、過矯正ぎみで調節負担が増えた場合に近視の戻りが見られず、矯正され過ぎの状態が続くケースが多く見られるようになりました。

このレーシックが登場する前、私は２０００年テキサス州ヒューストンのＩＳＲＳ眼科学会において、ほかのＰＲＫとは異なり、上皮を通して直接レーザーを照射するＴ－ＰＲＫを発表しました。

その後、レーザーの照射数を目視下で定量的におこなえるようにしたスーパーＰＲＫ

を実施していた折、ヘイズと呼ばれる一過性の角膜混濁と強い近視の戻り現象に遭遇しました。そこでレーザーの発振周波数を増やし、手術直後の保護レンズの装着、代謝拮《きっ》抗《こう》剤使用による予防改善に努め、フラップレス・レーシックを実施しました。

フラップレス・レーシックと命名したのは、当時、レーザー近視手術を総括してレーシックという風潮があったからで、単純に訳せばフタのないレーシックとなりますが、手術法は通常のレーシックとは全く異なります。

つまり、T－PRK、スーパーPRK、フラップレス・レーシックは、過去の時々に見られた合併症対策を改良した結果としてつけた手術名なのです。合併症対策をより進化させた現在、混同を避けるため、名称を発展解消させ「パーク近視手術」*としました。PRKが進化した手術法なので、PRKと間違わないよう、あえて「パーク近視手術」とカタカナで表記することにしたというわけです。

私たちは、外部情報の約80％を視覚から得ているといわれているだけに、目の健康を守ることは大事です。

近視矯正手術を受ける場合は、現在の目の状態はもちろん、いつかは訪れる老化による目の機能低下を視野に入れて、見心地を重視してほしいと思います。

2018年6月

奥山 公道

＊パーク近視手術とPRK

「パーク近視手術」とピーアールケイ（PRK）は略語が似ていて、まぎらわしいため当院ではカタカナ表記にした。

PARK／ Photo-Anterior-Refractive-Keratoplasty

PRK／ Photo-Refractive-Keratectomy

CONTENTS

PART 5

「パーク近視手術」体験談

PART 1

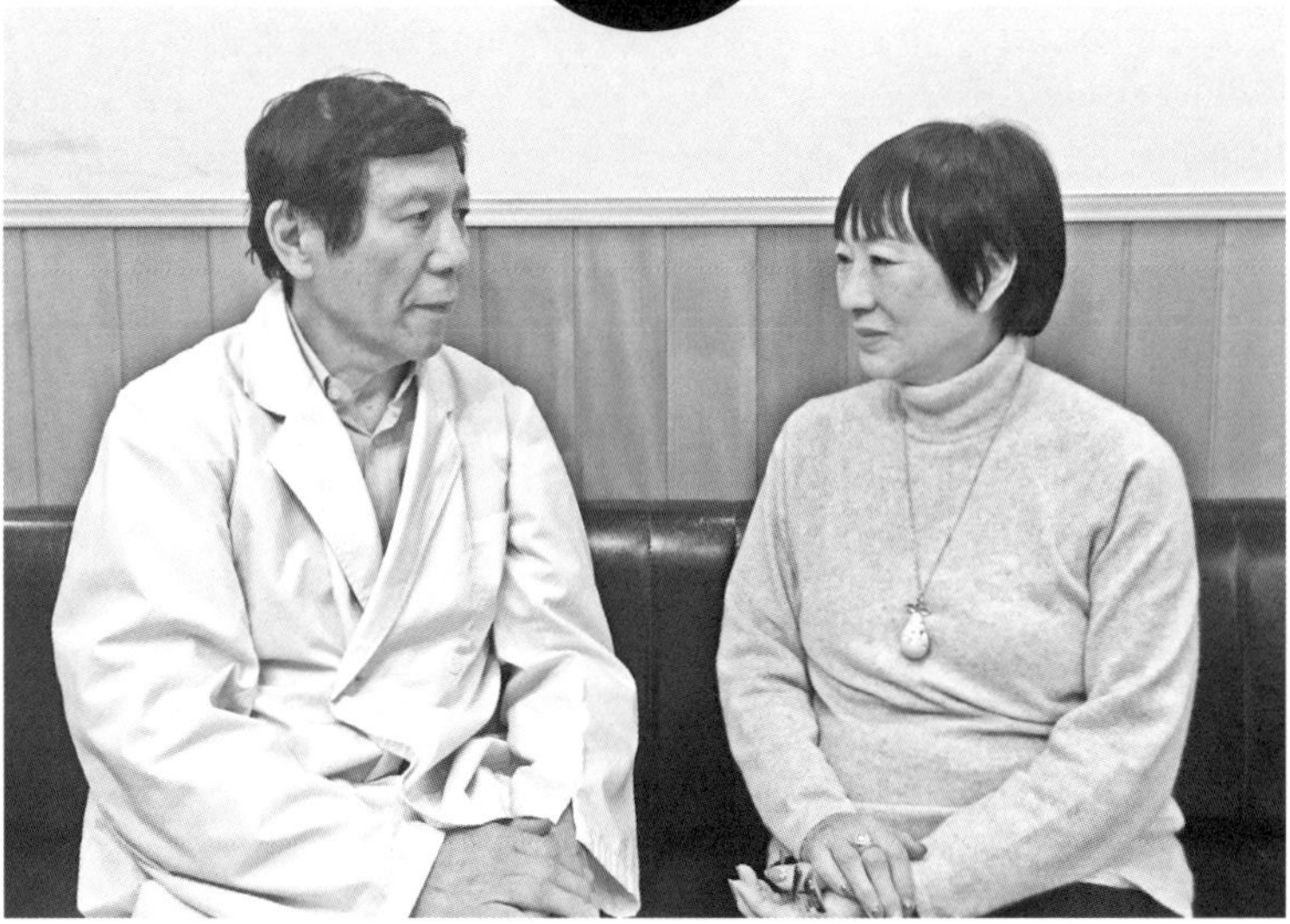

近視手術の真実

（近視手術友の会 会長）
須田 八重子
×
奥山 公道

＊水疱性角膜症（すいほうせいかくまくしょう）

角膜を構成している５層のうち、一番下の層にあるのが角膜内皮（層）。水疱性角膜症とは、この角膜内皮が傷つき、角膜が濁る病気。治療法は、角膜移植しかないが、2018年３月、京都府立医大の木下茂教授らの研究チームは、シャーレで角膜内皮細胞を培養し増やす技術を開発した。

水疱性角膜症の患者11人に対して、他人の角膜内皮細胞を注入して再生させ、安全性と有効性を確認した論文は、米医学誌ニューイングランド・ジャーナル・オブ・メディシンに掲載。すでに35人の臨床研究を実施しており、今後も治験を続けて約３年後の薬事承認を目指す（毎日新聞2018年３月15日）。

世界的に認められたフィヨドロフ式ＲＫ

須田　日本では、レーシックをはじめとする近視矯正手術（以下、近視手術と表記）の評判は散々ですが、なぜこんな状況になったのでしょうか?

奥山　我が国の眼科業界の特殊な事情によるといいますか、日本の眼科医は新しい近視手術に対して消極的です。恐らく、そのきっかけは約80年前の近視手術から始まったと思われます。

１９３９年、順天堂大学の佐藤勉教授は、角膜の前後面をメスで切開する放射状角膜切開術（ＲＫ／Radial Keratotomy　以下ＲＫと表記）という近視矯正術を開発し、成功。佐藤式ＲＫとして世界が注目しました。

ところが、時間の経過とともに角膜に混濁が起こり、水疱性角膜症*が発生してしまい、約７００例の手術のうち２００眼に角膜移植がおこなわれ、それ以後、佐藤式ＲＫは、おこなわれなくなりました。

その後、ロシアのフィヨドロフ博士らの研究によって、佐藤式ＲＫによる後遺症は、角膜内皮細胞の損傷であることがわかり、１９７４年に安全性の高いフィヨドロフ式ＲＫが開発されました。これが瞬く間に世界各国に広がり、延べ３００万人以上が手術を受けたといわれています。私もその一人です。

1

昭和60年(1985年)4月5日(金曜日)

東京新聞

ソ連式近視矯正 日本でも成功

家族ら13人治療

モスクワで〝開眼〟の医師

【筑波】茨城県筑波研究学園都市・科学万博会場のソ連館で紹介されている最先端医療を、日本人もソ連で無料で受けられると同館が発表して大きな反響を呼んでいるが、このなかの近視の矯正手術について、すでに二年前、日本人医師が同国で手術を受け視力を向上させていることがわかった。ソ連医療の著しい効果を身を持って体験したこの医師はソ連式近視矯正法を導入した眼科医院を都内に開設、これまで十三人の患者の近視を矯正することに成功したという。

この医師は、東京都世田谷区下馬二ノ二二ノ一五、奥ノ山医院（内科）の奥山公道さん（三七）。

奥山さんによると、手術による近視の矯正は、四十八年ごろからモスクワ眼科マイクロサージェリ研究所のフョードロフ教授が始めた。アメリカでもすでに、この手術が取り入れられている。

四十八年当時、第二モスクワ医科大学に在学中だった奥山さんは、強度の近視のため、この手術に興味をひかれた。

四十九年に同大を卒業して帰国後も、この手術方法のことが頭から離れず、米ソの手術例を掲載した文献を取り寄せるなどして検討。安全性を確認したうえで五十八年四月、モスクワで日本人として初めて同教授の手術を受けた。この結果、両眼とも〇・〇3の視力が〇・5まで回復。「ビール瓶の底のような度の強い眼鏡から解放された」

この手術方法に確信を持った奥山さんは、日本でも広めようと、奥山さんの手術の際、同行してモスクワで手術方法を学んだ都内の大学病院の眼科医を担当医に、五十八年八月、渋谷区代々木五ノ六一ノ四、ライオンズマンション二〇三号に「参宮橋アイクリニック」を開設した。

「新しい医療を始めるにはまず身内から」と奥山さんは家族らに手術を受けさせたところ、結果はいずれも良好。妹（三四）は両眼とも〇・〇八から〇・四、義弟（三七）は左眼が〇・三から一・〇、右眼が〇・一から〇・九、義妹（三三）は両眼とも〇・〇八が〇・三に、それぞれ視力が向上。妻（三七）も二回の手術で〇・二の左眼、〇・一の右眼がいずれも一・二まで上がった。家族らを含め、これまでに十三人が手術を受けたが、今のところ〇・二程度の軽度の近視は〇・六以上、それ以下の中、重度の近視も、かなり良くなるなど好成績を挙げている。

奥山さんによると、この手術は角膜の前面を放射線状に切開、眼圧で角膜を外側に少し隆起させ、屈折率を変えることで近視を矯正する。近視の程度に応じて切開の数、深さを決める。また、切開の仕方によっては乱視も矯正できる。手術時間は片目で十五分。通院で済む。視力は手術後、一時的にはね上がり、その後、少し落ち、半年後に安定する。

ソ連では、すでに一万五千人がこの手術を受けており、これまでに合併症は感染症が二件、角膜を切り過ぎて遠視になった例が一件ある。

奥山さんは「切り過ぎると逆に遠視になるので、手術は抑え気味に行っており、必ずしも一回の手術で本人の望む視力まで回復しないこともある。しかし手術で軽度や中程度の近視の人は眼鏡が不要になり、重度の人でも薄いレンズの眼鏡ですむことになるでしょう」といっている。

問い合わせは、奥ノ山医院＝03（411）0005＝か、参宮橋アイクリニック＝03（468）6435＝へ。

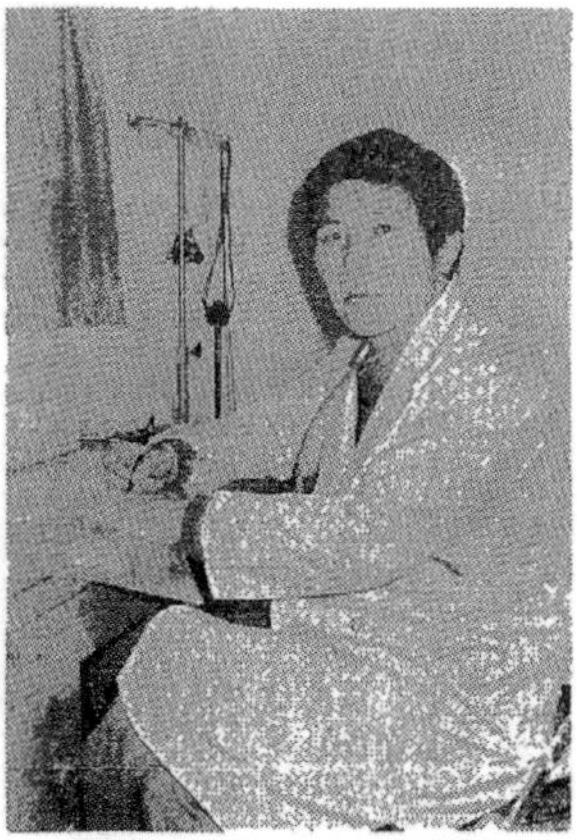

日本人として初めてソ連で近視矯正手術を受け眼鏡に別れを告げた奥山医師＝東京・世田谷の奥ノ山医院で

須田　奥山先生がモスクワ大学医学部に留学されていた頃ですね。

奥山　そうです。すでにロシアでは、近視手術が一般的になっていて驚いたものです。アメリカでも、フィヨドロフ博士のお弟子さんたちが１００万人以上の人たちにＲＫ手術を実施しており、その安全性は高く評価されていました。

須田　フィヨドロフ式ＲＫは、１９８５年のつくば科学万博・ソビエト館で紹介されました。当時、２年前にその手術を受けた日本人医師がいると、奥山先生のことが新聞記事になるほど、ずいぶんと話題になりましたね。

今から35年前、私は奥ノ山医院（内科）の近くに住んでいたので、奥山先生のことは存じていました。奥山先生だけでなく、ご家族の皆さんがフィヨドロフ式ＲＫをお受けになったことを知り、いつかは私も…と考えるようになりました。

奥山　当時のソ連は医療費が無料でしたから、日本が近視手術をしないのなら「モスクワまで手術を受けにいらっしゃい」とＲＫメディカルツアーが登場しました。

須田　そうでしたね。ツアーのチラシ、覚えています。でも、抵抗勢力というのでしょうか、時期尚早だと当時の運輸省に圧力をかけた方々がいらっしゃったようで、ツアーは６ヵ月で中止になったそうです。

それにしても「ソ連流ベルト式眼科手術」というタイトルで、モスクワ顕微手術眼科研究所（略称／フィヨドロフ研究所）でおこなわれているフィヨドロフ式近視・乱視矯

1

夕刊

讀賣新聞

THE YOMIURI SHIMBUN
EVENING EDITION (日刊) 第39650号 ©読売新聞社 1986年

11月8日 土曜日
昭和61年(1986年)

発行所
読売新聞社
東京都千代田区大手町1-7-1
郵便番号100
電話(03)242-1111
郵便振替口座東京4-612

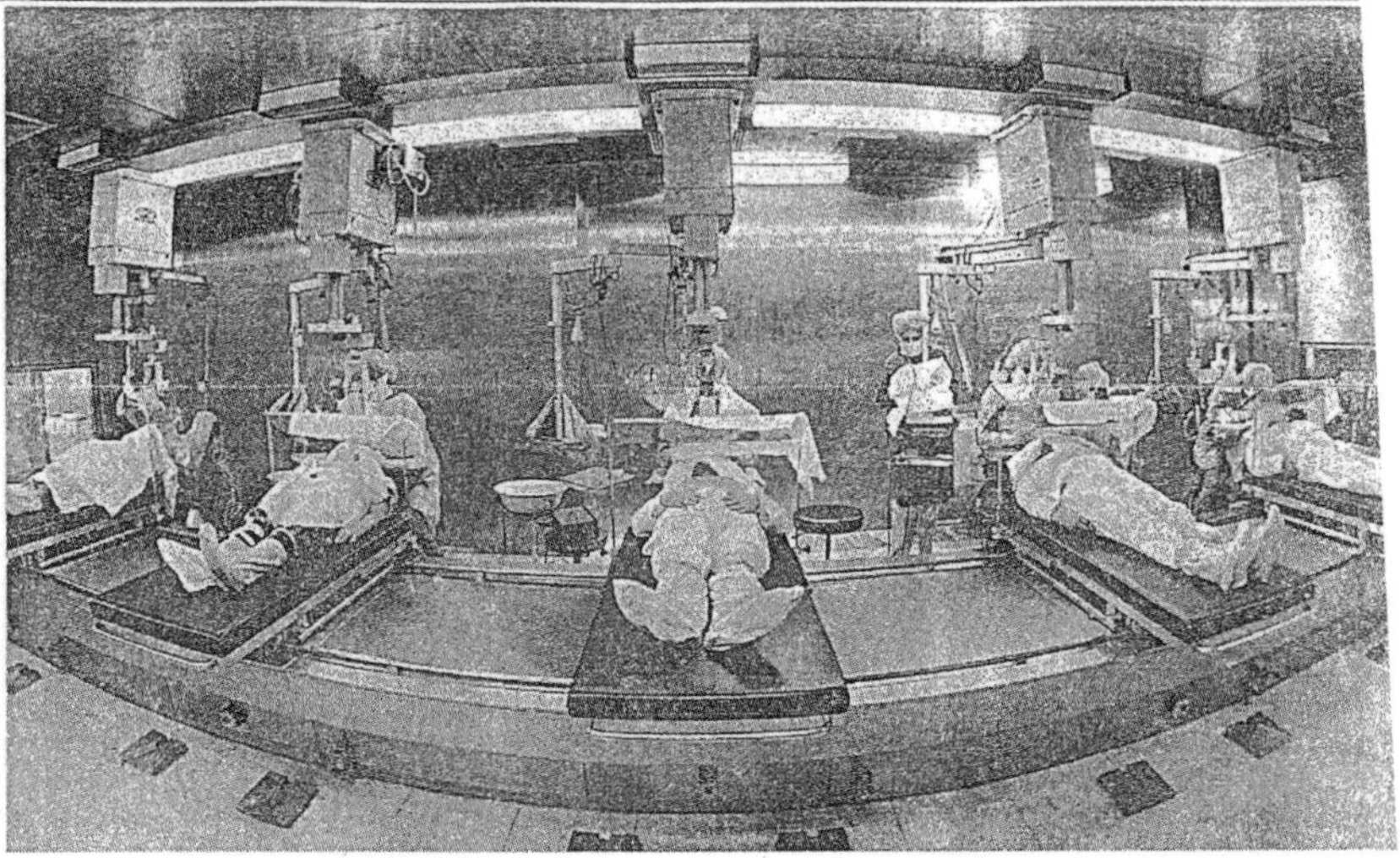

患者は手術台に乗せられ、流れ作業で五人の医者から次々と手術を受ける。早ければ約十五分で終わる

NEWSグラフィティ

ソ連流ベルト式眼科手術

近視・乱視の矯正15分で
日本からも治療ツアー

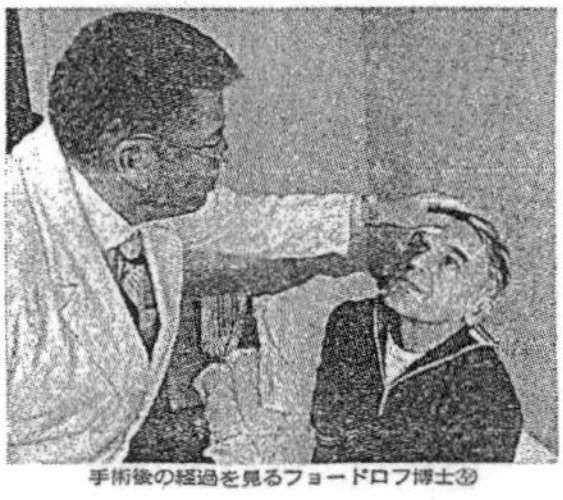

手術後の経過を見るフョードロフ博士㊾

柔らかいカクテル光線が室内全体を照らす手術室。整然と並んだ五つの手術野がひときわ明るく浮かび上がる。頭上のスピーカーから、スビャトスラフ・フョードロフ所長の指示の声が飛ぶ。手術野に待ち構える五人の医師のもとへ三―五分ごとに、患者の乗った手術台がレール上を移動していく。ベルトコンベヤー式手術体制だ。

ここはモスクワ郊外ベスクードニコフスキー・ブルバールにあるモスクワ眼科顕微鏡下手術総合研究所（略称、フョードロフ研究所）。九階建ての研究棟、外来棟、入院棟の三つから成る。

研究所では、眼科のあらゆる診療、手術を総合的に行っているが、ベルトコンベヤー方式のフョードロフ式近視、乱視矯正手術は世界的に有名だ。簡単に言えば、患者の角膜に放射状の切開を入れ、屈折率を変えることで矯正するわけだ。

ベルトコンベヤー方式というのも、五人の医師が一チームとなって、ひとつの手術を分業するからだ。この術式で一日平均百二十五例、多い時は二百例以上もの手術が行われる。

点眼麻酔、角膜へのマーキング、カッティング、術後投薬、と手術終了まで約十五分。最近は海外からの手術希望者も多く、日本からの治療ツアーが実施されている。

ゴルバチョフ改革を象徴するように、今年八月から新しい経済原則が導入された。従来の手術法では一人で一日七例が精一杯だったが、ベルトコンベヤー式の手術法が医師の「労働生産性」を上げた。これによって出た黒字の一部は、研究所の裁量で手術医やスタッフに分配出来るという。

撮影 山添 識写真部員
文 南 砂記者

外科手術で近視が治る！

角膜を切開 日本ではまだ慎重論

ソ連で開発された目の角膜にメスを入れて近視を矯正するラディアル・ケラトトミー（放射状角膜切開術＝R・K手術）は、日本では「安全性について最終的によくわかっていない」ため行われていないが、アメリカでは広く施術されている。推進者の一人、カリフォルニア大学サンジエゴ校医学部臨床助教授で、南カリフォルニア眼科手術研究所所長のジェフリー・ラトガード博士が先ごろ来日して、R・K手術の実態について東京・紀尾井町のホテル・ニューオータニで講演した。

以下は、その要旨だが、博士は「R・K手術は安全性が高く、かつ効果のある手術」と強調した。

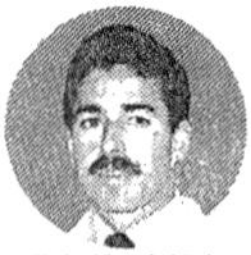

ラトガード博士

目の機構はカメラに似ている。光は、まず眼球の一番外側の角膜と水晶体を通って網膜上に焦点を結ぶ。角膜と水晶体がレンズの役割を果たしているわけだ。博士によると近視の人の角膜は正常な視力の人に比べると高く盛り上がっている。このため屈折率が大きくなって網膜より前で焦点を結ぶ。カメラでいえばピンボケである。

R・K手術は、この角膜の表面に所どころ、細かい切り込みを入れて角膜を緩ませ、より正常な形にする手術。博士の場合、角膜の厚さや曲がりぐあい、近視、乱視など視力の精密な検査後、マイクロダイヤモンドのメスと顕微鏡を使って正確に切り込みを入れるが、手術時間は通常十五分程度という。

手術の安全性について博士は「どんな手術にもリスクはあるが、私の行うR・K手術は、あらゆる手術のうちでリスクが最も小さい」と断言した。

ちなみに博士の場合、九五％が「眼鏡をかけなくても運転できるようになった」。

◇　◇　◇

R・K手術が日本で普及しないのは、手術によって、目の中で重要な役割を果たしている角膜内皮細胞への影響があるのかどうかをめぐって、まだ議論があるなど、その安全性が疑問視されているため。そこで「長期的に安全性が証明されるまで様子を見た方がいい」という考え方が支配的になっている。

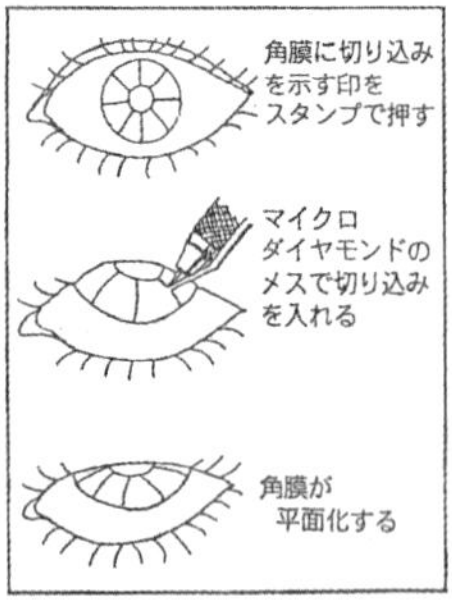

日本では安全性について最終的によくわかっていないため行われていないが、アメリカでは広く施術されているRK手術について、カリフォルニア眼科手術研究所の所長ラトガード博士が、ホテル・ニューオータニで講演したことが報道された。昭和61年（1986年）9月2日　読売新聞。

正手術を紹介した新聞記事の写真はインパクトがありました。

点眼麻酔、角膜へのマーキング、カッティング、術後投薬まで、手術は約15分で終了。3〜5分ごとに患者さんの乗った手術台がレールの上を移動するベルトコンベア式手術には、本当にビックリしたものです。

流れ作業で5人の医師が手術をして1日平均125例、多いと200例以上も手術がおこなわれ、日本をはじめ海外からの手術希望者が多いと書かれていたほど、フィヨドロフ式近視手術は世界的に有名でした。

奥山　エビデンス（科学的根拠）でいえば、FDA（米国食品医薬品局）においてフィヨドロフ式RKの効果や安全性を問う研究がスタートし、12ヵ所のセンターが5年におよぶ調査をした結果、ゴーサインが出ていたのに、なぜか日本の眼科医は導入しようとしませんでした。

須田　近視の場合、メガネやコンタクトレンズに頼ることになりますが、やはり不便さを感じます。不便だけならまだしも、それらの使用が禁止されている職業やスポーツもありますから、近視の悩みは人生を左右するといっても過言ではありません。

野球やサッカー、テニス、バスケットなどの選手で、メガネやコンタクトレンズを使っている人はいますが、ボールが目を直撃したら…と想像するとゾッとします。プロであれアマチュアであれ、すべてのスポーツにおいて近視はハンディともいえます。

そうしたハンディをなくし、技術を向上させるためにも近視手術は必要だと思うのですが、当初なぜ日本は否定的だったのか不思議な気がします。

奥山　ロシアでは一般的に近視手術がおこなわれていましたし、アメリカでは陸海空軍とも近視手術が推奨されていました。近視手術は、極限状況におかれる米兵の命を守るものであることを熟知していたのでしょう。

それなのになぜ…と思う気持ちになるのは当然のことで、近視手術において、日本は後進国だったといわざるを得ません。

1 日本で踏み出した近視手術の第一歩

須田　奥山先生は、なぜ奥ノ山医院（内科）のほかに参宮橋アイクリニック（眼科）を若山久先生とともに開設し、私に「日本近視手術友の会」の結成を促したのですか。

奥山　私は、奥ノ山医院の四代目となる内科医でしたが、フィヨドロフ博士に師事して眼科医の資格を取得しました。医師として、日本人第一号の患者として、この素晴らしい近視手術を日本に広めたいという思いで眼科医院を開設した際、近視手術は、患者さんをど真ん中に据えた医療技術であるべき、と考えたからです。

近視の進み方は、年齢、仕事や家事などの生活環境、日常的な習慣によって個々に異なります。

また、近視の人は老眼に気づくのが遅いので、遠くのものよりも近くのものを見ることのほうが多い生活を送っている現代人の場合、近視のままでいても良いという考え方もあります。

ですから、旅行に行ったとき遠くの景色が良く見えるようになりたい、パソコン作業の効率を上げたい、映画館の字幕が読めるようになりたいとか、患者さんがどんな希望をもっているのか、10年後あるいは20年後の視力についてどう考えるのかなど、じっくり相談しながら決めていくわけですが、治療過程において主役は患者さんなのです。患者さんの価値観を大事にしながら手術をおこない、経過を見守り、状態に応じた適切な対処が必要です。

それともう一つ、眼科医がさまざまな思惑に左右されずに近視手術を学び、患者さんの利益を最優先してほしいという願いもありました。

須田　たしかに私の手術前、単に視力を上げることよりも、ふだんの生活での見心地をどうしたいのか、いろいろとお話しましたね。その上で手術のメリット・デメリットについて真剣に説明してくださった記憶があります。

奥山　もちろん、あらゆる手立てを考え一生懸命に説明しますが、それでも真意を理解してくださらなかったり、「細かいことはいいから、とにかく視力を上げてほしい」とおっしゃる方がいたりします。そういうときは残念ながら私の力不足ということで、近視手術をお断りすることもあります。

須田　話は変わりますが、奥山先生のご著書「近視は15分で治る」（1983年／光文社カッパブックス）を改めて読んだところ、若山先生のお名前が柳田先生になっているという重要な誤りを発見しました。

奥山　それは誤りではありません。実は、近視手術を始めるにあたり、若山先生は、ドクターXならぬ柳田という仮名を希望されました。なぜならば、当時の眼科界はフィヨドロフ式RKに否定的でしたから、その火の粉が飛んでこないようにしたかったのです。しばらくは叩きようがないという状況でしたが、若山先生の後任の眼科専門医が実名を出してRKをおこなったとたん呼び出され、「近視手術をおこなうのなら、学会認定の専門医資格の更新は保証できない」と言われました。

＊家族に近視矯正手術をおこなう
　奥山医師は、医科４代の家の生まれ。曾祖父の教えにより「新しい療法に対する取り組みは、可能な限り、まず自分、あるいは家族でその安全性と効果を確認した後、一般の患者さんにおこないなさい」という家訓をモットーにしている。

須田　要するに、圧力をかけてＲＫを止めさせようとしたのですね。

奥山　そうだと思います。それだけでなく、他科の医師が参入すると、今度は「近視手術は、眼科専門医がおこなうべき」と強調しました。そして「専門医ではない眼科医が始めたＲＫは、日本では認められていない」という印象操作がおこなわれました。

須田　それは「日本近視手術友の会」会員にも影響がありました。ＲＫ手術後に、近隣の別の眼科医を受診したところ、自分が受けた近視手術を誹謗中傷されてしまい、「手術で良く見えるようになったけれど不安になった」と相談に来られる方が少なくとも二ケタはいらっしゃいました。

奥山　実は、そうした圧力は近視手術だけではありません。白内障手術に眼内レンズを導入した際、時期尚早とストップをかけたり、推進する医師に対して「眼内レンズで収入を得る海賊医」というレッテル貼りがおこなわれたり、稀に合併症が起こると執刀医を提訴する後押しが陰で企てられた、と推進派の先輩眼科医が話してくれました。

須田　圧力をかけられても屈せず、真摯に立ち向かう。それは理想的な生き方ですが、奥山先生は、よく心が折れなかったと感心させられます。

奥山　開業してすぐに家族＊も含め13人に近視手術をしたところ、０・０５の近視は０・６以上になり、強度の近視でもかなり良くなっていました。まさに「これだ!」という手応え、そして家族や患者さんの本当に嬉しそうな笑顔に支えられました。

1997年(平成9年)11月3日(月曜日)　毎日新聞　(第3種郵便物認可)

近視矯正手術 1万件を突破

都内のクリニック

東京都品川区東五反田1の「参宮橋アイクリニック五反田」＝奥山公道院長(49)＝が14年前から行っている近視を治す角膜手術が1万件を超えた。それまでの10倍の視力を取り戻すのが目安。奥山医師はもとは内科医で、眼科医の世界から「アウトサイダー」視されてきたが、実績には重みがある。【小原 博人】

同クリニックの手術法は大別して2通り。一つは放射状角膜切開手術(RK)。モスクワの眼科医が1970年代初めに開発。ダイヤモンドメスで角膜に放射状に傷を入れることで、角膜の凸レンズ状態を緩和する。手術時間は片目15分。

もう一つは80年代半ば、米国の医師が実用化した、レーザーメスで角膜中央の表面を削り、凸レンズ状態を和らげるPRK手術。矯正率が高く手術時間は片目15秒とごく短い。どちらも点眼麻酔を施し、ほとんど痛みはない。双方とも欧米、さらに近年はアジア諸国でも一般的な手術になった。

同クリニックでは毎週金曜が手術日。手術対象は18～60歳。現在はPRKが主流で、「もう(手術が)終わったの」と、患者が拍子抜けするほど。奥山医師は83年初め、モスクワでRK手術を受け、強度の近視が0・5に回復。家族にも手術を受けさせ安全性を確かめて同年末、開院した。モスクワで手術ライセンスを取得。自分の体験から「国民病といえる近視をなくしたい」思いが強い。

PRK設備は独製を92年導入。こうして現在までの手術件数はRKが8466、PRKが1966の計1万432件。副作用や乱視の発生はRKが14件、PRKが8件とリスクは小さい。いずれも周到な治療や再矯正で回復したという。

同クリニックで手術を受けた人は、プロ野球選手、消防士、主婦、パイロットとさまざま。奥山医師は「メガネやコンタクトの良さも否定できないが、この手術の有効性は大きい」と、高度な技術に裏打ちされた普及を望んでいる。現状は健康保険適用外で、RKが1眼15万、PRKが同23万～28万円。同クリニックは☎03・3446・3902。

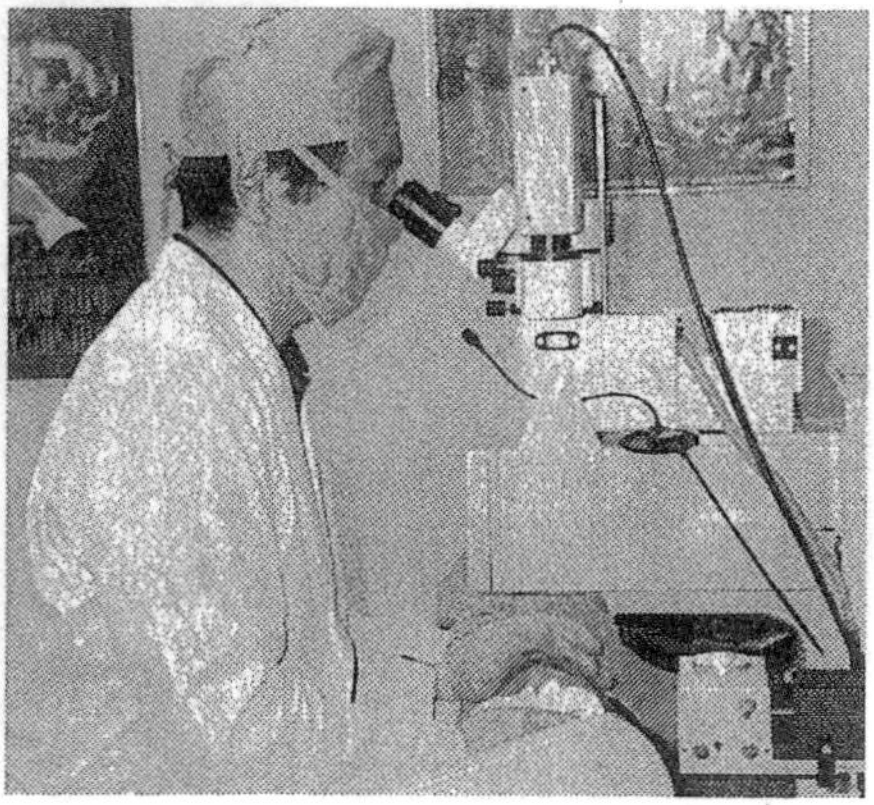

PRK設備で患者に近視矯正手術をする奥山公道医師

眼科学会も有効性認める

眼科専門医らの学術機関である日本眼科学会(事務局・千代田区)は近視矯正手術にごく慎重な態度をとってきたが、数年前から10余りの大学病院などでPRK設備の臨床試験を合わせて600眼実施し、経過を観察。有効性が高いというデータが得られ、同学会は厚生省に設備の製造・販売認可を早く出すよう要請したという。

設備製造 早期認可を要請

臨床試験では少数ながら副作用例がある。同省のテストではレーザー照射により発がんにつながる変異原性の問題も出ている。だが、継続治療や照射量の調節でクリア可能と同学会はみている。同省の認可は2年後ぐらいになりそうで、奥山医師の求める「普及」はそこから始まりそうだ。現在、近視手術を行う医療施設は20ほどで、信頼できる実績を持つのは半数という。

国内の手術潜在希望者は年間10万人と試算される。また、1万2000人の眼科医の半数以上がPRK手術を手掛けたいという意思を持っているとされる。

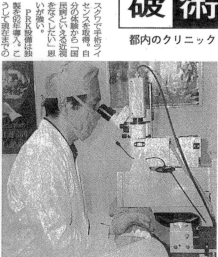

＊眼軸長（がんじくちょう）
眼軸長とは、角膜から網膜までの眼球の長さのこと。日本人の平均眼軸長は約24㎜。眼軸長が正常よりも長すぎて、網膜の手前でピントが合ってしまい、遠くが見えづらくなる場合を軸性近視といい、正常よりも短かすぎて網膜上でピントが合わない場合を軸性遠視という。
近視の多くは、軸性近視で、メガネやコンタクトレンズ、手術による矯正が必要となる。

近視手術の推進派と反対派

須田　医学は常に進歩していきますが、ＲＫのあとに主流になったのがＰＲＫ近視矯正手術（以下ＰＲＫと表記）でした。

奥山　ＲＫによる視力矯正の限界を感じていた頃、モスクワのフィヨドロフ研究所と技術提携し、１９９３年３月からスタートしたのがエキシマレーザーによるＰＲＫです。フィヨドロフ研究所では、１９８７年よりＰＲＫをおこなっており、すでに１万例以上の症例をもっていました。

ＲＫは、目の角膜にメスを入れるので、そのこと自体に抵抗感をもつ方も大勢いたと思います。そうした抵抗感をぬぐい去ってくれるのがＰＲＫで、「切らない」という最大のメリットがあります。

ただし角膜の上皮は厚かったり、薄かったり、濡れていたり、乾いていたりとさまざまで、レーザー照射量の予測が困難です。そこでまず上皮を除去する処置（器具でこすり落とす）をおこない、その後に細いエキシマレーザーを当てて角膜を平らに削ることで近視を矯正します。

角膜の厚さや眼軸＊の長さなどによってＰＲＫを受けられない方もいますが、ＰＲＫを始めて２年後の１９９５年５月には１０００例になりました。１９９７年11月には、Ｒ

1

毎日新聞 （第3種郵便物認可）
2000年（平成12年）2月26日（土曜日）

近視手術やっと 国がお墨付き

エキシマレーザー装置

厚生省が利用承認 現状を追認

厚生省はこのほど、眼科医療用機器のエキシマレーザー装置を近視矯正手術に利用することを承認した。近視を手術で治す発想への国のお墨付き。未承認のまま近視手術が普及してきた現実を追認する措置だが、メガネ、コンタクトレンズに次ぐ視力矯正の正規の柱になるとみられる。【小原 博人】

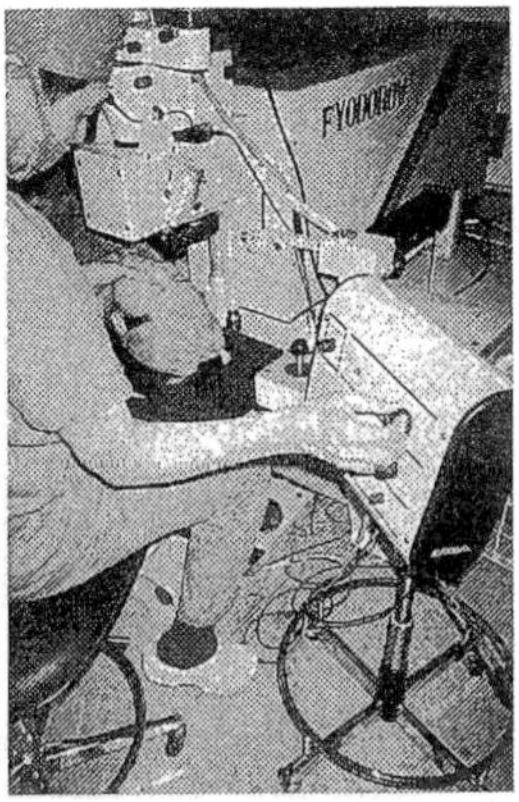

エキシマレーザー手術装置（部分）＝東京都品川区の参宮橋アイクリニックで

承認されたのは、医療機器メーカー・ニデック（愛知県蒲郡市）、米国ビジックス両社の装置。術式は「PRK」（レーザー角膜形成術）に絞っている。もともとは角膜の混濁を除く手術装置として承認されたものだが、昨年末、同省の中央薬事審議会が「（近視手術に使っても）まぶしさなどの副作用はほとんどない。矯正効果はとても大きい」と、近視手術への転用にゴーサインを出した。安全性と有効性は、全国10余の大学・総合病院眼科が両社の委託を受け行ったPRKの治験データに基づいている。

日本の近視手術は1980年代初頭に始まった。当初はダイヤモンドメスによる角膜切開手術だったが、80年代末、エキシマレーザー装置によるPRKが米国から医師の自己責任で導入された。その担い手が非眼科医（主に美容整形医）だったことから、日本眼科医会は近年まで、「近視手術は安全性が不明で、日本には導入しない」と拒否姿勢を見せていた。

だが、治験の集積でPRKの安全性と有効性が証明され、眼科専門医の大勢も2年前には国の承認を求める方向に転換した。「PRK」以外でも「レーシック」「スーパーPRK」などの術式（現状では未承認）が広がりを見せており、治験評価を経て数年内に承認になる可能性がある。

4000万人といわれる近視人口を持つ日本。近視手術への潜在需要は少なくない。プロゴルファーのタイガー・ウッズが昨年、手術（術式は不明）を受けたとの報道も記憶に新しい。

各種の近視手術を手掛けて17年、1万余の症例を持つ屈折矯正の草分けの一人、東京都品川区東五反田の奥山公道医師(52)は「病気でもない近視（実際は病的な状態）を手術するなんてといわれ続けたが、自分も家族も近視手術を受け、安全性と有効性には最初から自信があった。国の認可は近視手術論議にピリオドを打つもの」と説明する。

承認となっても健康保険の適用はない。これまで通り手術費は1眼20万～30万円かかる。だが、国が術前・術後管理を含め臨床上の注意事項を一般に開示することで、医療行為の過不足を抑えることができる。また、「国自体も副作用や事故の症例によっては責任を問われることがある」（厚生省医薬安全局審査管理課）。

聖路加国際病院（東京・築地）では5年間で約140人にPRKを準治験の形で実施したが、「視力0・1以下の強い近視の患者のうち7割は、眼鏡をかけずに車の運転ができる0・7以上になった」（山口達夫眼科部長）。副作用例はわずかで有効性が高いとして4月から本格手術に入る予定だ。手術費用は1眼十数万円と低く抑えるという。

ことば　PRK法

紫外線の1種のエキシマレーザーを角膜表面に照射して直径6ミリの範囲をミクロン単位で削り、網膜上に像を結ぶよう光の屈折度を矯正する。レーザー照射量はコンピューターで計算する。米国では95年に近視手術への転用が承認されている。装置は1台5000万～7000万円。

K846 6例、PRK1966例、合わせて1万432例となり、新聞に掲載されました（19頁参照）。

須田　奥山先生の記事のほかに、当時、近視矯正手術に慎重な態度をとってきた日本眼科学会が有効性を認めたと報道されました。日本眼科学会は、10余りの大学病院などでPRK設備の臨床試験600例をおこない、有効性が高いというデータを得たことで、設備の製造・販売認可を早く出すよう厚生省（現・厚労省）に要請したと書かれてあり、なんとも嬉しい気持ちになりました。

これまでRK以後の近視手術を見守ってまいりましたが、2000年に厚生省がエキシマレーザーを使用した屈折矯正手術を認めたことから、風の流れはガラッと変わりました。

近視手術の抵抗勢力のトップだった教授がPRKやレーシックの安全宣言をおこない、全国の眼科医に122台のエキシマレーザーの機械が導入されたと聞きました。これでやっと近視手術が根づいたように見えました。

ところが、方向転換した教授は名誉教授になり、大手美容外科レーシックチェーンの顧問に就任し、インターネットによる近視手術市場の寡占が図られました。レーシック開業眼科医の多くは撤退して、白内障手術に戻ったと業界通の友人に聞きました。

奥山　PRKのあとに出てきたレーシックを受ける人が多くなっていたときに「近視手

＊多焦点（たしょうてん）矯正面の重要性

多焦点の矯正面は立体的で、近距離・遠距離を見る際、少ない調節負荷で焦点が合う。

一方、単焦点（たんしょうてん）の矯正面は平面的で、遠くが良く見えるようになればなるほど、手元に焦点を合わせるために余分な調節負担がかかる。40歳前後の患者さんの場合、単焦点矯正面を作るレーシック手術をおこなうと、調節緊張が顕著にあらわれ、頭が重い、イライラする、疲労感が取れない、よく眠れない、目が乾くなど、なんとなく体調が悪いという自覚症状が発生することがある。

術やっと国がお墨付き」と報道されました（21頁参照）。にわかにレーザー近視手術が脚光を浴びることになったわけですが、一方でレーシックをめぐる賛否合戦は加熱していきました。

須田　ところで、奥山先生は開業して35周年をお迎えになりますが、この間、レーシックをすすめることは一度もありませんでした。その理由は、なんだったのでしょうか。

奥山　35年前にＲＫを受け、自分自身の両眼を通じて「多焦点矯正面＊」の重要性に気づいたからです。

通常のレーシックは、角膜をめくってフラップと呼ばれるフタを作り、そのフタを開けた状態で角膜にレーザーを当てます。細いレーザーを走査照射するので、立体加工ができずに平らになり、単焦点矯正面ができます。

巷では「２・０へと視力が回復します」などと謳うレーシックの広告をよく見ましたが、これは単焦点矯正面で、過矯正ぎみの矯正を受けている可能性があります。

その結果、読書やパソコンなど近距離でものを見るとき、常に調節を強いられることになり、じっと目をこらして見つめるためにドライアイや眼精疲労、頭痛といったレーシックの後遺症に悩まされることになります。

＊角膜感染症（かくまくかんせんしょう）
細菌やカビ（真菌）、ウイルスなどの病原体が角膜に付着して繁殖し、炎症を起こす。
＊角膜混濁（かくまくこんだく／ヘイズ）
レーザー照射によって、透明な角膜が一過性に濁る場合をヘイズという。
＊上皮迷入（じょうひめいにゅう）
角膜の表面をおおっている上皮がフラップの下に入り込む。
＊角膜拡張症（かくまくかくちょうしょう）
角膜を削って薄くなったために角膜の一部が前方に突出し、近視や乱視が強く出る。

銀座レーシック事件から見えてきたこと

須田　私たち患者は、手術例が多いクリニックだと、技術も実績も確かだろうと思ってしまいますが、必ずしもそうではない、ということを世に知らしめたのが２００９年の銀座レーシック事件だと思います。

先ほど奥山先生がおっしゃったように、レーシックは使い捨て医療器具のカンナで角膜の表面をめくるようにフタを作ります。

東京都内の銀座某レーシック院は、この使い捨てカンナを十分に衛生管理しないまま使い回してレーシックをおこなっていました。その結果、レーシックを受けた６３９人中、67人が角膜感染症＊などになり、そのうち2人が入院となりました。

元院長は、業務上過失傷害罪で、禁錮2年の実刑判決を受けています。

奥山　銀座事件を受けて日本眼科学会は、レーシックをはじめ、レーザー近視手術に関する調査をおこない、手術に関係すると思われる合併症について発表しマスコミが報道しました。

須田　銀座某レーシック院は、５００人以上の患者さんを手術していた割には、感染症以外の例が少ないような…。

奥山　フラップの不具合と不正乱視の例は、重なっているのかもしれません。レーシッ

1

手術に関係すると思われる合併症

（眼数／カッコ内は銀座の某レーシック院による眼数）

●角膜感染症	57（43）
●フラップの不具合	11（1）
●不正乱視	9（1）
●角膜混濁*	12（6）
●上皮迷入*	4（1）
●ドライアイ	3
●角膜拡張症*	2
●角膜上皮障害	2

クは、フタを作るため術後の痛みが少なく、回復が早いというメリットがありますが、フタの下にバイ菌が入り込むと、痛みがない分、発見が遅れ、角膜の深部に瘢痕《はんこん》が残り、角膜移植を必要とする視力低下が起こります。

この事件の本質は、使い捨て医療用カンナの使い回しによる感染だったのに、発生から届け出までの個々の経過が明らかにされておらず、散見された感染例は10ヵ月ほど保留されたようです。

須田　なぜそんなことをしたのでしょうか。感染例が多くなければ、問題視しないつもりだったのでしょうか。それとも、一時の大量感染事件に仕立てあげられた大規模な印象操作事件だったのでしょうか。

奥山　当局は、記者会見の翌々日に、近視手術医療機関に対して「使い捨てカンナを徹底消毒するように」と郵送で通達しました。ということは、記者会見前に通知書を用意していた証拠といえます。

もっとおかしいことに、事件5年後の2014年、「使い捨て器具は、消毒しないで使い捨てるべし」という次のような通達がありました。

――厚生労働省医政局長から「単回使用医療機器の取扱いの再周知及び医療機器に係る医療安全等の徹底について」が再度2018年に通知されました。単回使用医療機器の取扱いについては、これまで、「単回使用医療用具に関する取り扱いについて」（平成16年2月9日付け　医政発第0209003号　厚生労働省医政局長通知）等において繰り返し周知されていますが、今般、添付文書にて再使用禁止が明記されている単回使用医療機器の一部を洗浄・滅菌の上、再使用していた医療機関があったことが判明しました。

奥山　そんな当たり前のことを通達しなければならないほど、ずさんな管理体制だったのだろうか…と思われかねません。

1

＊網膜剥離（もうまくはくり）

眼軸長が伸びると、網膜もいっしょに伸ばされて負担がかかる。その結果、網膜が剥がれて視力が低下する網膜剥離や緑内障を発症しやすくなる。網膜の中心部が剥がれると失明する。

＊緑内障（りょくないしょう）

成人の失明原因トップの緑内障とは、眼圧が上昇することで視神経が損傷し、視野が狭くなる病気。視神経は、いったん損傷すると元に戻らないので、早期に発見して治療を開始することが大切。レーザー近視手術後は、眼圧が（正常な平均眼圧 10 ～ 20㎜Hg に対し、角膜が薄くなっている分を考慮して 10㎜Hg をマイナスし）10㎜Hg 前後にとどまるのが望ましい。

もっとも、一番ずさんなのはモラルのない元院長です。誤解しないでほしいのは、レーシック自体は安全な手術なのですが、衛生管理が不十分だったことに加えて、安価な治療費用を掲げて集客し、目の状態に関係なく誰にでも同じ手術をした結果、被害を拡大させてしまったことが問題でした。

使い捨て治療器具が6万円するのに、手術代金が片目5万円では、無理が生じるのは当然です。

須田　営利目的による恐ろしい事件で、患者さんの目をなんだと思っているのかと、とても腹立たしい気持ちになりました。

手術の適応基準を満たしているのかどうか、そしてライフスタイルや仕事を考慮した上で目標とする視力を決め、さらに手術後のアフターケアをおこなうことが大事です。

「友の会」の会員さんたちからも、「自分の目の状態に合った正しい近視矯正手術を受けることが、いかに大事か」という声が多く寄せられています。仮に1・0の遠方視力でなくても、災害緊急時に退避できる生活視力が得られ、必要に応じてメガネをかけるのは問題ないという人が圧倒的多数です。

奥山　そもそもメガネか近視手術か、という2者択一ではないはずです。

強度近視や最強度近視の場合、眼軸長伸展による網膜剥離＊や出血、緑内障＊を引き起こす可能性が正常眼より高くなります。けれど、そうしたリスクは手術をしなくても起こり得るものです。

たとえば、頭の上にメガネがあるのに「メガネがない！」と捜した経験がある人もいると思いますが、強度近視や最強度近視でメガネを捜すために別のメガネが必要になるような人は、近視矯正手術が必要と考えられます。

須田　「友の会」は、災害対策という点から見ても、強度近視や最強度近視の人に対する近視矯正手術は、国民健康保険が適用されるべきである、と主張してきましたが、今後も主張し続けていきたいと思います。

お粗末な消費者庁の注意喚起

須田　２０１３に消費者庁がレーシックによる危害の発生を発表したことがダメ押しになり、２０１４年には推進派に転じた名誉教授の右腕ともいわれた後任教授が突然、表舞台から消え、レーシック推進力は急速に低下したようですね。
ダメ押しされたレーシックの現状について、現在、近視手術の希望者が一般の眼科に相談すると、肯定的な答えは返ってこないようです。
奥山　ことのはじまりは２０１３年12月４日、消費者庁は「レーシックを受けた人の４割に不具合」があったとして「レーシック手術を安易に受けることは避け、リスクの説明を十分受けましょう！　──希望した視力を得られないだけでなく、重大な危害が発生したケースもあります」という注意喚起を発表し、ＮＨＫでも報道されました。

須田　消費者庁にＮＨＫとくれば、科学的な根拠があり、誰もが本当のことだと思うでしょうが、アンケート調査による回答がレーシックを受けている人の回答かどうかが不明瞭で、レーシックを受けていない人との比較もしていない非科学的データであったこと、その指摘に対して消費者庁が謝罪したと、「安心ＬＡＳＩＫネットワーク」が記者会見で明らかにしています（安心ＬＡＳＩＫネットワークのホームページ「記者会見開催報告」より）。

奥山　内容以前に、消費者庁の関与自体が理解しがたく、多くの眼科医にとって不可解な出来事だったのではないでしょうか。厚労省が5年かけて8施設から「レーザーによる近視矯正手術は、安全で有効である」という治験結果を得たのに、それを消費者庁がネットによるアンケート調査という手段でくつがえす結果を発表したわけですから。

次頁より厚労省治験が厳正かつ丁寧に科学的根拠に基づいて実施された証として、資料の一部抜粋を掲載します。

専門的な内容ですので、飛ばして読んでくださってもかまいません。なお資料にある治験のＰＡＲＫは乱視矯正のことで、この本文の「パーク近視手術」とは異なります。

中央薬事審議会提出資料閲覧可能場所通知書

会議の名称	中央薬事審議会・医療機器・体外診断薬特別部会
開催日時	平成 11 年 12 月 8 日（水） 15 時 30 分から
開催場所	通商産業省別館 902 号会議室
閲覧可能資料	新医療用具情報公開資料（平成 12 年 1 月 28 日承認分）
閲覧可能場所	厚生行政相談室

担当者連絡先	医薬安全局審査管理課課長補佐　磯部（内 2786）
変更年月日	年　月　日
提出年月日	12 年 2 月 18 日

中略

〈臨床〉

臨床試験成績については、屈折異常の患者を対象として日本国内 3 施設で実施された PRK160 例 269 眼、PARK（photoastigmatic keratectomy）89 例 112 眼、総症例数 249 例 381 眼の臨床成績が提出された。なお、評価においては角膜乱視が 2D 未満の患者に対する矯正術を PRK、2D 以上を PARK と表現している。

各症例を検討の結果、有効性評価対象例 346 眼（PRK：241 眼、PARK：105 眼）、安全性評価対象例 371 眼（PRK：260 眼、PARK：111 眼）とした。

有効性は、PRK では術後 12 カ月の裸眼視力の改善を指標とし、PARK では術後 12 カ月の裸眼視力の改善に加え角膜乱視の改善も有効性評価の指標とされたが、有効以上と判断されたのは、PRK97.6%、PARK91.4%、合計 95.7%であった。

1

裸眼視力については、術前平均 0.07 が、術後 1 週 0.42、術後 1 カ月 0.54、12 か月には 0.56 となり有意な改善がみられた。等価球面度数の目標矯正度数と 12 カ月後の達成矯正度数（自覚的屈折力）のずれが± 1D 以内となった割合は、PRK で 64.8%（120 眼／ 185 眼）、PARK で 54.2%（51 眼／ 94 眼）で、両者合計では 61.3%（171 眼／ 279 眼）であった。PARK における術前の目標乱視矯正量に対する術後に減少した乱視量の比を乱視矯正率とすると、術後 12 カ月では 67.0% であった。

また、安全性については合併症・副作用の発現の有無により判定された。安全と判断されたのは 98.7%であった。

本試験中、副作用・合併症が見られた症例は 371 眼中 6 眼（1.6%）であった。このうちレーザー照射との因果関係が明白な症例として、中等度の遠視が 1 眼、中等度の上皮化混濁が 2 眼であった。一方、レーザー照射との因果関係は不明であるが、軽度の偽樹枝状角膜炎が 1 眼あった。（この症例については安全と評価された。）これらの症例は適切な処置により改善または軽減、緩解した。

また、レーザーに起因すると思われる副作用として、切除部周辺に軽度の角膜上皮浮腫が 1 眼あった。この症例は 12 カ月後も症状が残存している。なお、術前にハロペリドールを長期投与していた症例において、重度の角膜実質混濁が 1 眼のみあった。この症例は適切処置により緩解した。本副作用発現に伴い、治験実施計画の除外基準に「抗うつ薬、向精神薬を服用している者」を追加し、各治験担当医師に連絡をおこなうと同時に厚生省に届けられた。

以上の有効性及び安全性から判定された有用性で「有用」以上と判定されたのは、PRK97.5%、PARK91.4%、合計 95.7%であった。

以上の成績について検討し、調査会は以下の指摘等を行った。

①概要検査項目において、PRK の術前・術後の角膜内皮細胞密度の測定を入れていない理由を示すこと。

②不具合症状が認められるのに総合評価で極めて有用となっている症例がある。総合評価の根拠などについて詳しく示すこと。

③臨床試験成績書の中の「角膜透明度」の表中における角膜実質浅層の評価で術後 12 カ月で角膜透明度が 1.5、2、3、4 を示している 4 症例について詳しくコメントすること。

④遠視が発現している症例についてその発現理由について詳しく示すこと。また、遠視が点眼で改善されているような表現であるが、この症例の処置・転帰について、詳しく説明すること。

⑤ハロペリドール投与症例の処置・転帰について詳しく説明すると共に、再考すること。

⑥角膜上皮に混濁を持つ各症例について詳しく説明すること。

⑦除外基準に「抗うつ剤を服用している者」とあるが、精神疾患を持つものに対して PRK を実施しているが、これらの症例についてコメントすること。

⑧術後の矯正視力が術前より悪くなっている症例についてコメントすること。

⑨ PRK での国内及び海外における可能な限りの長期臨床例について調査をおこなうこと。

⑩ PRK について臨床上の有用性を十分に検討すること。
⑪既に提出されている臨床試験成績以降に不具合が見られたかどうか確認し、不具合があった場合には内容を報告すること。
⑫今回提出されたデータは、新タイプの機種を用いた結果であるのか回答すること。

これに対して、申請者から以下のような回答が得られた。

中略

①プロトコール作成時において、エキシマレーザー照射による PRK 後の角膜内皮細胞形態での観察では、角膜内皮に副作用が認められていないこと、また細隙灯顕微鏡検査により角膜細胞状態の評価をおこなっていることから、検査項目に角膜内皮細胞密度の測定を入れなかった。
②本症例で術後１週目で認められた偽樹枝状角膜炎は、PRK 後の角膜上皮欠損の修復が遅延したことが原因と考えられる症状であり、また、その後の臨床経過から総合評価において極めて有用と判定した。
③一例では、術後２年目以降の実質混濁及び屈折力は安定しており再処置は不要と考えられた。他の一例では、術後２年で裸眼視力 ０．７と改善し、矯正視力も安定しており良好な状態と考えられた。三例目では、術後３年４カ月で裸眼視力０．５、矯正視力１．２と良好となった。四例目では、裸眼視力は改善され、矯正視力は安定し問題はないと考えられた。

④本症例は術前の屈折力が（Sph-8.5D=Cyl-1.25DAx180°）と強度の近視矯正であり、さらに屈折力の戻りが小さい症例のため遠視が発現したと考えられる。本症例の場合、創傷治癒の治療としてフルメトロンが点眼され、また、ステロイド点眼薬は屈折力の調整に使用された。術後２年６カ月で裸眼視力０．４、矯正視力１．２となった。但し、本症例の場合過矯正の状態が持続していると判断した時点でステロイド薬の点眼量を減らすべきであったと考える。

⑤術後７カ月の検査で実質混濁を認め、術後副作用と判断し、患者の問診調査の結果29歳より向精神病薬の服用を続けていたことが判明した。しかし、実質混濁はリング状のものであり術後角膜中央部は透明性を維持しており、視力も改善された。再考すると向精神病薬の服用とエキシマレーザー手術の組み合わせにより発現したものと推測される。向精神病薬の服用患者へのエキシマレーザー手術は使用上の注意で禁忌にすべきと考える。

⑥ PRK術後角膜上皮に混濁が認められた16眼について、各症例ごとに術後経過とともに、16眼中14眼が３カ月以内に、１眼が６カ月までに、１例が12カ月までに混濁が消失している。

⑦⑤の副作用報告後プロトコールの除外基準に「抗うつ剤を服用している者」を加え、それ以降は抗うつ剤服用患者にはPRKは実施していないこと、既に実施された症例は⑤の他に４症例あり、これらの患者では角膜混濁は認められておらず、臨床的には問題ないと考える。

⑧本治験の臨床試験報告において矯正視力が悪化して症例は、術後６カ月で10眼、術後12カ月で５眼である。また裸眼視力について

は改善している。
⑨術後最長6年のフォローアップ評価が報告されており、また本治験品の評価においてもフォローアップ期間2年及び5年の評価が報告されている。これらの報告においては、強度の屈折矯正をした患者においては近視化が見られたが、その他は目標矯正度数に近い屈折量がフォローアップ期間中に得られた。
⑩本品の臨床的有用性に関して、国内臨床試験成績等の検討、既存の近視矯正術との比較を行い、中等度までの近視に関しては、患者の矯正目的、職業、年齢条件等を十分考慮したうえで有用性を有すると考える。
⑪各治験実施医療機関の担当医師に調査依頼を行い、平成10年11月現在、不具合が認められた症例が1例もないことを確認した。
⑫ Oldバージョンと Newバージョンの2つのソフトウェアが使用されている。平成6年5月13日までは Oldバージョンを使用し(314眼)、平成6年6月1日以降は Newバージョンを使用（135眼）した。なお、2つのソフトウェアに層別して PRK臨床例は評価したが裸眼視力及び屈折矯正の改善、角膜実質浅層の混濁、並びに眼自覚症状を有効性評価項目として検討を行ったが、2つのソフトウェア間には有意な差は認められなかった。

中略
〈臨床〉
臨床試験成績として、以下の結果が示された。
165眼に対して角膜屈折矯正手術を施行。術前の平均等価球面度数は、近視矯正群で−7.47D、近視性乱視矯正群で−7.10Dであり、原則として軽度近視を目標に矯正を行った。経過観察期間は全例6カ月以上で、97眼では1年以上に達した。術後1年目の裸眼視力は96%の症例で上昇した。

術後1年時、屈折矯正は63%で目標矯正度数の±1Dの範囲内に達成された。近視性乱視群では、円柱度数が術前の−1.88Dから1年時−0.70Dへと、有意な減少を示した。術後の角膜上皮修復に問題は認めなかったが、角膜上皮下混濁は軽微なものも含めて97%で発生した。角膜内皮細胞数や角膜知覚には有意な変化はなかった。昼間視コントラスト感度は術後3カ月以降は術前レベルに回復した。本機による屈折矯正術の臨床的有用性は、「極めて有用」と「有用」で75%（125/165）を占め、「有用と思われない」と判定された例は認めなかった。

副作用・合併症は、23眼に認められた。合併症としては切除領域の偏心（1㎜以上）（5眼）、ステロイド薬による眼圧上昇（4眼）、矯正視力低下（1眼）があった。

装置に起因する副作用としては、角膜上皮下混濁（grade 3：中等度以上）（3眼）、羞明感（8眼）、疼痛（2眼）があった。切除領域の偏心、中等度以上の角膜上皮下混濁、羞明感を認めた症例については、いずれにおいても矯正視力低下、乱視の増強は認めなかった。疼痛を訴えた症例については、これを裏付ける他覚的所見は認められず、非特異的な症状と考えられた。矯正視力の低下を認めた症例の原因は、切除領域の偏心による微細な不正乱視と推察された。

1

後略

2000年のPRK用機械の厚労省治験は、安全かつ有効について下記のとおりとした。

●術後1年目の裸眼視力は96%の症例で上昇し、屈折矯正は63%で目標矯正度数の±1Dの範囲内に達成された。

●術後の角膜上皮修復に問題は認めなかったが、角膜上皮下混濁は軽微なものも含めて97%で発生した。角膜内皮細胞数や角膜知覚には有意な変化はなかった。

角膜上皮下混濁は一過性に、最長1例で3年4カ月観察した結果、混濁は視力障害を残さずに回復した。

●昼間視コントラスト感度は術後3カ月以降に術前レベルに回復した。

●本機による屈折矯正術の臨床的有用性は、「極めて有用」と「有用」で75%(125/165)を占め、「有用と思われない」と判定された例は認めなかった。

●本機使用による1ミリ以上の照射のズレにより乱視が合併し、術前より矯正視力が低下した例を指摘した。

けれども、後に消費者庁が発表した「レーシックで矯正しすぎ」のような指摘はなく、逆に近視が戻る傾向の指摘がみられた。従ってPRKの弱点は角膜上皮下混濁と近視の戻り傾向であり、2006年当時でのレーシック導入は必然といえよう。

奥山　なお、銀座レーシック事件の際、当時の日本眼科学会の屈折矯正手術に関する委員会は事件を調査し、速やかに結果を発表しましたが、消費者庁発表にはコメントされていないようです。公式見解の発表が待たれます。

レーシックを受け、その後、目の不調を訴えてもまともに取り合ってもらえないため他の眼科に行っても改善せず、あちこちの眼科をめぐる「レーシック難民」と呼ばれる人たちは少なくありませんが、レーシックそのものは科学的根拠を厳しくジャッジする米国ＦＤＡ（食品医薬品局）で認められている安全性の高い手術です。

大事なことなので繰り返しいいたいことは、レーシックが適用なのかどうか、患者さんの目の状態や年齢、生活環境、職業などを綿密に聞き取り、総合的に判断してレーシックを選択することなのです。

須田　本当にその通りですね。でも、レーシック大打撃は、どうやら日本だけではないようです。２０１６年12月号のユーロタイムズに、米国でレーシックが激減したと掲載されました。

奥山　それでも米国では、レーシックを受けた民間人の患者の95％、米軍関係者の患者の98％が結果に満足と回答しています（米軍は、両眼で約２０００米ドルのレーザー近視手術を国費で実施中です）。

日本では、近視手術予備軍が毎年１２０万人もいるのに、レーシックを受けるのは、わずか12%。さらに３００万人の*コンタクトレンズ使用者が、ドライアイ症候群でコンタクトレンズの使用を中止していますが、レーシックを選択したのはわずか10%といわれています。

レーシックの症例数は、２０００年の2万件から徐々に増え、２００８年には45万件に達したものの、２００９年は29万件、２０１２年は20万件。２０１４年は5万件と、２００８年の９分の１にまで減少しています。

対照的に、２０１０年には１６００億円だったコンタクトレンズの売上は徐々に増え、２０１５年には２１５４億円に達しています。（産経新聞／２０１６年6月28日）。

国内レーシックの減少は、２００９年に起こった銀座レーシック事件、２０１３年の消費者庁によるレーシック被害ネット調査発表によると考えられますが、情報社会だからこそ、より正しい情報が広まることを期待しています。

＊コンタクトレンズ使用者のドライアイ

ドライアイとは、涙が不足して目の表面が乾燥している状態。目がショボショボする、かゆい、痛い、目やにが出るなどの症状が出現するが、もっとも問題なのは角膜や結膜が傷つきやすくなり、視覚障害を起こすこと。コンタクトレンズを使用している人は、ドライアイになりやすいので要注意。

メガネなしで運転できるようになった日

35年前にRK手術を受け、日常生活に大きな支障はなくなったのですが、当時の技術では0.5～0.6くらいの視力矯正が限界で、運転免許に必要な0.7には一歩足らず。メガネなしで運転できないことが心残りでした。

最近では老眼が進行し、読書時などに老眼鏡が必要になってきたものの、遠視化によって近視のメガネがいらなくなってきたなぁと感じていました。

そんな折、運転免許試験場で検査をしたところ、1.0の視標が見えるようになっていたのです。晴れて免許証の眼鏡条件は解除、長年の夢がかなった瞬間でした。2014年11月26日、手術を受けて31年目の出来事でした。

免許の条件：眼鏡等

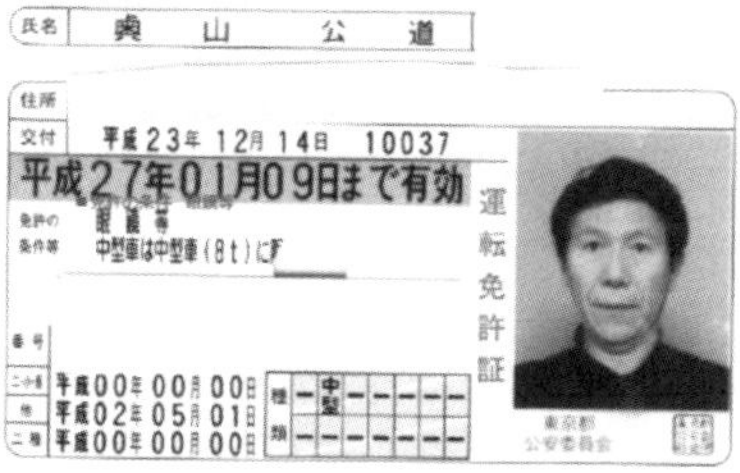

免許の条件：表記なし

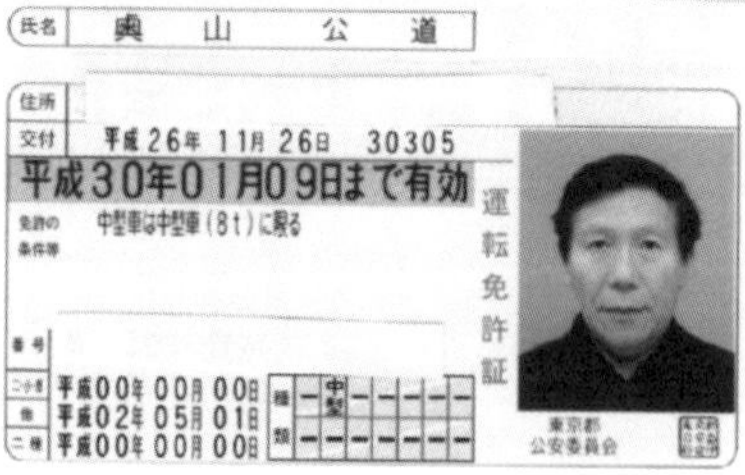

PART 2

いま「パーク近視手術」が選ばれる理由

見心地の良い視力のポイント❶——多焦点矯正面

ひと昔前、近視はメガネやコンタクトレンズで矯正するのが一般的だったのに対して、医学が進歩した現代では手術で矯正するという選択肢が加わりました。

近視矯正手術（以下、近視手術と表記）には、さまざまな種類がありますが、開業して35年、これまでに2万例を超える近視手術をおこなってきた中で、私が探求し続けたのは、単に遠くが見えるだけでなく、安全性が高く「見心地」の良い近視手術です。

では「見心地」とは、なんでしょうか。

それは目の調節負荷が少ないこと。つまり、遠くから近くのものを、あるいは近くから遠くのものを見ようとしたときに、焦点が合うまでに時間がかかり、めまいや頭痛がするといった不具合が起こらないことです。

ものを見るということは、目の網膜上にピントを合わせることであり、それを可能にするのは、角膜と水晶体という2つのレンズと脳、そして後述するボーマン層の共同作業によるものです。

目の構造

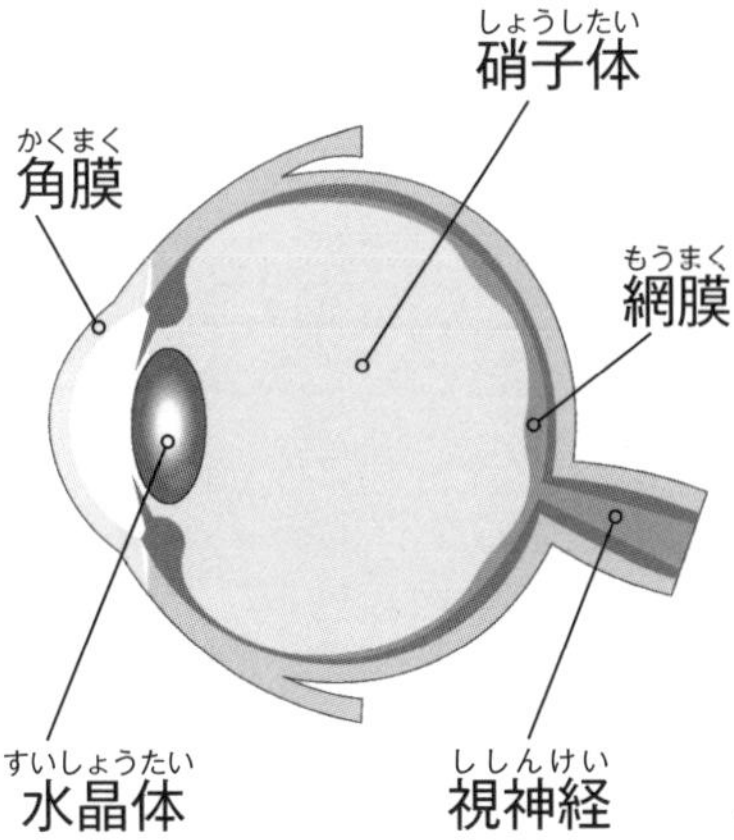

●網　膜：眼球の内側の膜。光の強さや色、形などを識別する視細胞がある。
●硝子体：眼球内容の大部分を占める透明なゼリー状の組織。眼球の形と弾性を保ち、水晶体で屈折された光を網膜まで送る。
●角　膜：黒目や茶目にあたる部分を覆っている透明の膜。目のピントを調整する働きもある。
●水晶体：凸レンズの形をしている。毛様体筋によって厚さを変え、網膜に映る像のピントを調節する。

さらに「見心地」にとって重要なことが2つあります。

一つは「多焦点（マルチフォーカス）矯正にする」こと、そしてもう一つは「過矯正をさける」ことです。

現在おこなわれている近視手術のほとんどは、第1番目のレンズである角膜を加工しますが、実は、その処理方法によって「見心地」が大きく変わってしまうことがわかりました。

たとえば、レーシック手術の場合、角膜の表面にフラップと呼ばれるドア状のフタを作ります。そのフタをめくって細いレーザーで角膜を削るため、本来凸凹《デコボコ》になっている角膜が平面的に加工され「単焦点（モノフォーカス）矯正面」が作られます。

遠くを見るのに重点を置いた「単焦点矯正面」では、遠くが良く見えるようになればなるほど、手元に焦点を合わせるときに過度の調節負担がかかります。

遠くを見るためのメガネやコンタクトレンズをつけたまま、近くのものを見ると頭がクラクラする、頭痛がする、などの経験をした方もいらっしゃると思いますが、これが単焦点矯正面による調節緊張と呼ばれるものです。

実際、40歳前後の患者さんにレーシックで「単焦点矯正面」を作った場合、目の調節負担が増します。

また、もともと近視の人が単焦点で過矯正ぎみの矯正を受けた場合は、読書やパソコンなどの近距離でものを見るとき、常に調節を強いられるので、想像しなかった新たな調節疲労につながったり、じっと目をこらして見つめるために瞬きが減り、ドライアイを引き起こしたりします。

一般的に「レーシックで老眼が早まる」といわれるのは、この「単焦点矯正面」が作られているからなのです。

調節負担が少ない「多焦点矯正面」を作るのが、「パーク近視手術（PARK／Photo-Anterior-Refractive-Keratoplasty)」です。

「パーク近視手術」とは、レーザー屈折矯正前面角膜蒸散術であり、一般に知られているPRK（Photo-Refractive-Keratectomy）と略語が似ていますが、PRKはレーザー屈折矯正角膜切除術です。

両者とも角膜を平らにして屈折力を弱めますが、「パーク近視手術」は、蒸散作用があるブロードビームを一括照射して蒸発させ、PRKはファインビームを走査照射して角膜を削ると表現します。つまり、屈折面におよぼすエネルギー作用が「パーク近視手術」とPRKでは異なるということです。

「パーク近視手術」の特徴は、多焦点性やボーマン層の再生がキープされることですが、PRKでもボーマン層の再生は可能です。

なぜならば両者とも、レーザーで角膜を蒸散させる点が共通しているからです。刃物で削ると、角膜が本来持っていた微妙なニュアンスを失う可能性があります。蒸散であれば、細かな凸凹のニュアンスが凸は凸なりに、凹は凹なりに、矯正面全体を扁平化させても、ニュアンスを失わない屈折矯正を創出できます。見え具合にかかわる大事なポイントといえるでしょう。

角膜にフタを作らずに、より立体的にレーザー加工した場合、「多焦点矯正面」が仕上がり、読書をするような30㎝の近距離も、車を運転する際の遠距離にも、少ない調節負荷で焦点が合うので調節疲労が起きにくいというわけです。

巻頭カラー頁に掲載した「パーク近視手術」をおこなったときと、コンタクトレンズを装着したときの角膜の解析写真を見てください。

「パーク近視手術」による角膜の多焦点矯正面では、レンズ深度が深くなるので、遠距離を見るときは角膜中央部（写真内の青と緑の部分）で、中間距離を見るときは角膜の傍中央部（写真内の黄色の部分）で、近距離を見るときは角膜周辺部（写真内の赤の部分）で焦点が合うようになります。

コンタクトレンズは、レーシックに近い単焦点矯正面です。

見心地の良い視力のポイント❷――ボーマン層

角膜は、厚さ0・5ミリの透明の組織で、瞬きによって常に涙でうるおうことで、外部から細菌やウイルス、ゴミなどが侵入してこないよう保護しています。

また、角膜は、外側から角膜上皮層、ボーマン層、角膜実質層、デスメ膜、角膜内皮層の5層でできています（巻頭カラー頁を参照）。

ここで私が強調したいのがボーマン層の役割です。

ボーマン層は、10ミクロンの極めて薄い無構造組織とされてきましたが、金沢大学視覚科学の小林顕博士は、生体レーザー共焦点顕微鏡でボーマン・実質境界面レベルにK-structureと命名した網状・繊維状構造物の存在を指摘しました（日眼会誌947頁・2008年11月）。

一方、長年にわたりボーマン層の役割は不明で、刃物などによって傷つけられると再生しないとされてきました。ところが1987年には、フィヨドロフ研究所のカチャリナ博士とハリゾフ博士は、ミニピッグ（ミニ豚）の角膜にエキシマレーザーを当てる実験をおこない、照射して2ヵ月後にボーマン層が再生していることを電子顕微鏡で確認していたのです（巻頭カラー頁の写真）。

つまり、ボーマン層は、メス（刃物）を入れると再生しませんが、エキシマレーザーを照射するだけなら再生するのです。

この再生ボーマン層に大きな役割があると、私は推測しています。

たとえば、PRKや「パーク近視手術」による近視手術では、術後にヘイズ（角膜の混濁）という合併症を起こすことがあります。これは一時的な現象で、約6ヵ月、最長3年4ヵ月ぐらいで解消しました（30〜37頁のPRK治験資料を参照）。

また、レーザー照射後、角膜が薄くなりますが、術後1年以内には30〜70%の厚みに回復します。

では、なぜ角膜が厚くなるまでに時間がかかると思いますか?

すでにお話したように、角膜は、表面から順に角膜上皮層、ボーマン層、角膜実質層、デスメ膜、角膜内皮層という5層でできています。この5層の中で一番厚みがあり、全体の9割を占めているのは角膜実質層です。

ですから角膜を削る際は、上皮から実質層までを削ることになります。

一方、角膜上皮では、新しい細胞が生まれ、古い細胞が脱落するという新陳代謝が盛んにおこなわれているのですが、実質層は再生能力がほとんどないことがわかっています。ですから、再生能力がほとんどない実質を削った分、再生能力が高い角膜上皮が厚くなると考えられています(「屈折矯正手術後の角膜上皮厚分布に対する検討」木下茂博士等/日眼会誌114頁・2018年2月10日)。

しかし、ここで最も重要な働きをするのが、再生したボーマン層であると推測できます。角膜が再生するのは、ボーマン層が再生した結果であり、ヘイズが一過性の症状として消えていくのも、ボーマン層の再生によると考えられます。

ヘイズ解消に6ヵ月から数年かかるのは、ボーマン層の再生に時間がかかるからで、

*近視の戻り

近視矯正手術をしてから1年以内、または2〜3年後に視力が 0.3 〜 0.6 くらいに下がるが、以前と同じような状態に戻ってしまうことはない。

*遠視

軽度の遠視だと、遠くのものがよく見え、近くの物がぼんやりと見える。強度になると、遠近ともにぼんやりと見える状態になる。遠視の場合、目から入る光が網膜より後ろで焦点が合うので、近くのものを見るときに大きな調節力を要するため、目が疲れる。

この再生にかかる時間には個人差があり、その違いによってヘイズが解消する時間も異なってくるわけです。

また、手術をしてから数ヵ月後に、軽い近視状態になることを「近視の戻り」*といいます。もともと近視が強い人、角膜の実質層をやや削り過ぎた人は、加齢やライフスタイルなどの影響もあり、近視の戻りが発生しやすくなります。

これとは反対に、目標としていた矯正を超えて遠視*になることがあります。遠くを良く見えるようにするあまり、やはり実質層を削り過ぎてしまうために起こる現象で、これを過矯正といいます。

ただし重度の近視の場合、あとで矯正不足にならないよう、過矯正ぎみに処置することがあります。

ここで注意しなければならないのは、過矯正と過矯正ぎみの違いです。

過矯正とは、明らかな矯正過多です。角膜形状解析検査をおこなうと、遠視と呼ばれる屈折異常の状態であることが明確にわかります。過矯正をしたことで遠視になった場合、常に遠視のメガネが必要になります。

角膜が厚い人であれば、手術で過矯正を治すことができますが、角膜が薄い人は、メガネを使って調整するしか方法がありません。

これに対して過矯正ぎみは、角膜形状解析検査では、明らかな遠視とはいえない状態です。矯正し過ぎによる調節負担については、梶田雅義博士が開発された調節機能解析装置（ニデックＡＡ－２、ライト製作所アコモレフ）で、調節緊張や調節痙攣《けいれん》としてとらえることが可能です。

過矯正ぎみが問題なのは、調節負担が増えて見心地の良くない状態が長引くことです。要は「強いメガネをかけっぱなしにしている状態」ですから、この状態で近くのものを見ると、ピントを合わせようとして過度の負担がかかり、目が慢性疲労状態になってしまうのです。

実は、近視の戻りによって、術後の過矯正ぎみが和らぐことがあります。

なぜ、そんなことが起こるのかというと、先ほどボーマン層が再生するにつれ、角膜が再生されると述べました。

過矯正ぎみの角膜レンズは、水晶体レンズに調節負担をかけると同時に、再生したボーマン層を介して近視の戻りを引き起こすと考えられます。

これは、ある意味でのフィードバックシステムといえます。

2

つまり、角膜レンズが浅い焦点深度であるという欠陥は、水晶体レンズが過剰な調節をおこなって補いますが、耐えかねると中枢神経を介して、再生されたボーマン層が、角膜レンズに近視の戻りを起こさせ、水晶体レンズの過剰な調節負担を軽減させる仕組みがあると考えます。

レーザー近視手術の代名詞となったレーシックは、ケラトーム[*]で角膜を切ってフタを作るので、後に残された角膜は薄くなります。残された角膜から作る矯正面のレンズ深度は浅くなり、単焦点（モノフォーカス）傾向になります。その結果、生体2番目のレンズに相当する水晶体の調節負担が増えるので、眼精疲労に悩むことになります。

角膜をケラトームで切るということは、すなわちボーマン層が刃物による侵襲を受けて再生しなくなり、フィードバックが起きないということです。

レーシックのフタをめくると、そこにあらわれるのは角膜実質層です。実質層は再生しないので、近視の戻りが起きるはずはないのです。にもかかわらず消費者庁は「レーシック後に近視の戻りが起きた」と発表しましたが、これはレーザー近視矯正手術の総称としてレーシックという言葉を使い、フタを作るレーシックと、フタを作らないPRKをひとくくりにしたためではないだろうか、と考えます。そうであれば、近視の戻りはレーシック後ではなく、ＰＲＫ後だったのかもしれません。

＊マイクロケラトーム
レーシックで使用されるマイクロケラトームとは、角膜をスライスしてフタを作るための、カンナのような医療器具。マイクロケラトームの先端にセットされるブレード刃は、使い捨て厳守。使い回しは、角膜の感染、刃こぼれによる角膜の不具合をまねく。

あるいは角膜上皮層が厚く、フタを作っても残ったボーマン層の一部が再生し、レーシック後に近視の戻りが起きる可能性があるという仮説も考えられます。この仮説が成り立てば、レーシックを受けた人でも、近視の戻りによって調節負担を軽減する場合があり、近視の戻りを忌み嫌う必要はないということになります。

近視手術は、近視を治す手術ではなく、近視の程度を減らす手術なのです。近視手術で何よりも大事なことは、自分の年齢やライフスタイルに合う適正な矯正目標をもつことです。

それにしても近視手術を理解すればするほど、生体の精緻さには仰天します。残念ながら、近視手術に関するフェイクニュースが蔓延していますが、作家の野村進氏の言葉を借りれば「無知に基づく恐怖」には「事実に基づく知」で対抗するしかないのです。

第5世代の視力矯正手術「パーク近視手術」

近視手術の進化と問題点を一部重複しますが、開発順に振り返ってみます。

●第1世代／RK（アールケイ）

ダイヤモンド・メスを用いて、角膜を放射状に切開するのがRKです。

多焦点矯正面（マルチフォーカス）を作ることはできますが、手術後の瘢痕《はんこん》の強度と矯正の定量精度が課題でした。現在、ＲＫは実施されていません。

●第2世代／ＰＲＫ（ピーアールケイ）

ＰＲＫからレーザーの時代になりました。

まず器具で角膜上皮をこすり落としてから、細いエキシマレーザーを使って角膜を平らに削ります。照射による一過性のヘイズと近視の戻り現象が問題とされました。

●第3世代／レーシック

ヘイズの原因と考えられたボーマン層をフタに閉じ込め、そのフタを開閉し、実質層に細いエキシマレーザーを照射するレーシックが開発されました。ヘイズと近視の戻り現象が解消され、術後の回復も早いという利点が加わりました。

ところが、フタを作った際の感染症、フタのズレ、ドライアイ、過矯正の症状、老眼の顕著化などの問題が発覚しました。裁判沙汰になったり、レーシック難民という言葉が生まれました。

また、レーシックでは医療用のカンナでフタを作りますが、レーザーカンナを使ってフタを作るイントラ・レーシックが開発されました。

そのほか、フタを薄くしたエピ・レーシック、フタを皮一枚にしたラセックなどもあります。これらは、すべてレーザーを表面照射する術式で、原理はＰＲＫと変わらず、先祖返りに向かったといえます。

●第４世代／スマイル

従来のエキシマレーザーとは全く異なるフェムト・セカンド・レーザーを使用するスマイル手術が登場しました。

１９９７年に出版した「角膜屈折手術」（２６７頁・南山堂）において、角膜実質内切除術（フェムト・ピコセンドＮｄ／ＹＬＦ）として紹介させていただいた方法が、スマイルとして登場しました。

スマイルは、レーシックに比べて「小さい切開」「衝撃に強い」という特徴があります。

フタを作らずに角膜実質を気泡化させることで、内部に薄い切片を作成し、それを摘出することで角膜の形状を変化させて屈折力を弱めます。

しかし、気泡混濁現象などの問題があります。

このように近視手術の進歩が加速する反面、角膜組織レベルの研究が追いつかない状況が生まれているのが現状です。

●第5世代／「パーク近視手術」

私は、「パーク近視手術」をレーシックやスマイルを超える第5世代と呼びたいと思います。

「パーク近視手術」は、ブロードビーム（高出力エネルギーによる太いエキシマレーザービーム）を使用するPRKの進化形ですが、あえて第5世代とした理由は、安全性や効果だけでなく、近視に戻す可逆性（過矯正ぎみの際に過剰な調節をしなくてもすむ作用）を含んでいるからです。

ここでレーザーについて、少し説明します。

私が使用するレーザーは、近視手術の育ての親であるロシアのフィヨドロフ博士の研究所が、ドイツのLP社と共同開発したレーザー新鋭機で、ロシア保健省の認可を受けています。

当初、ブロードビームの機械は米国式とフィヨドロフ（ソ連）式の2種類がありましたが、米国式はセントラルアイランド現象が起きることが問題でした。ブロードビームを一括照射する際に、照射面から立ち昇る蒸散気流によって、角膜中央に照射による島状の取り残しができてしまうのです。

このセントラルアイランド現象を防ぐため、コンタクトレンズ状のマスキング膜を通して照射することになりましたが、作業が煩雑なため、やがて用いられなくなりました。一方、フィヨドロフ式は、液体もしくは気体状の媒体を通して一括照射する方式なので、蒸散気流の立ち昇りの影響を受けずに済みますから、セントラルアイランド現象の心配はありません。

しかも、レーザーを照射する際、組織の密度に応じた蒸散速度の変化を、顕微鏡下で目視できます（巻頭カラー頁の写真を参照）。

角膜は、上皮層、ボーマン層、実質層、デスメ膜、内皮層の5層構造になっていると前述しましたが、最も外側の上皮層は、厚さや薄さ、表面の乾燥や湿潤の度合いがさまざまで、目視なしでの正確な定量照射は困難をきわめます。

フィヨドロフ式の場合、組織密度が低い上皮層では、蒸散速度が淡雪のように早く、上皮の最下部である基底膜《きていまく》にビームが到達すると、蒸散速度が遅くなり、蒸散が停滞して見えます。密度が低いボーマン層に到達すると、速やかに蒸散します。組織の密度が高い実質層では、蒸散速度は遅くなります。

もちろん手術前には、レーザー機器のコンピュータに、角膜上皮や実質に対する予想照射数をインプットしますが、蒸散具合を目で確認しながら最終決定し、たとえば、ゃや厚い上皮で、湿潤な表面であれば、リアルタイムで照射数を追加します。

このような組織の蒸散速度と深達度を、ワンショット0・25マイクロンごとに目視で判定しながら、多焦点矯正面を作ることができるというわけです。


「パーク近視手術」は、レーシックのようにフタを作る必要はありません。

フタを作らないという点ではPRKと同じですが、PRKのように角膜上皮を術前にこすり落とすことはしません。


また、厚生労働省の治験では、角膜上皮にレーザーを直接照射するPRK後に起こるヘイズや近視の戻りについては詳細に報告されていますが、消費者庁が指摘したレーシック後の矯正され過ぎのような見心地に関する記述は一切ありませんでした。

「パーク近視手術」のメリット

①メスやカンナを使わないので、慎重な性格の人は受け入れやすい

前述したように、近視手術は問題点を克服するために進化してきました。

それぞれの術式にはメリットとデメリットがあるので、どれを選べば良いか迷う人もいると思いますが、選択する際の最大のポイントは、角膜に「フタを作るか、作らない

＊ファインビーム
　近視矯正手術は、エキシマレーザーという熱を持たないコールドレーザーを使用し、ブロードビーム（太いビーム）とファインビーム（細いビーム）がある。

　太いビームを発生させる大規模な装置は、車のエンジンにたとえるとフェラーリ。パワーがあるので角膜の表面を直接蒸発させることが可能で、強度の近視や薄い角膜の矯正に効力を発揮する。

　一方、細いビームの発生装置は、たとえるなら軽自動車のエンジン。小規模で小回りがきくが、細いビームによるエネルギー不足をカバーするため、角膜の上皮をこすって除去したり、カンナがけをしてドアー状のフタを作るなど前処置が必要となる。


か」の違いです。

　フタを作らない「パーク近視手術」は、カンナを使用しませんから、角膜が薄い人でも手術が可能です。

②ブロードビーム（太いレーザー）で多焦点矯正面を作る

　「パーク近視手術」は、フタを作らない術式であるＰＲＫの仲間ですが、根本的に異なる点は、ブロードビームを使用することです。現在、ブロードビームを使用するのは「パーク近視手術」のみで、「パーク近視手術」以外のすべての近視レーザー手術はファインビーム＊を使用しています。

　太いレーザーを一括照射することによって多焦点矯正面を作ることができるので、遠距離・中距離・短距離の調節負担が増えません。

③薄い角膜、強い近視でも手術が可能

　角膜が薄くても、強度の近視でも、「パーク近視手術」を受けることができます。

④ヘイズが起こりにくい

　術後2～3日で、カサブタのような淡い混濁が出る場合がありますが、数ヵ月で自然消失する無害なタイプです。

また、矯正量が多い場合、過剰な再生反応としてヘイズと呼ばれる濃い混濁が出て、一時的に矯正視力が低下しますが、レーザー照射後に「マイトマイシンC」という薬剤を塗布することで予防が可能になりました。

マイトマイシンCは、緑内障手術に使用される薬で、現在、PRK用としては薬事未承認です。

角膜内皮細胞への影響がないようですので、PRK用の治験開始が望まれます。

⑤細菌感染や後遺症のリスクが少ない

「合併症」とは、検査や手術などの治療に伴って、ある確率で不可避に起きますが、症状は一過性で恒久的に残らず、治療が可能です。

一方、不具合が半永久的に残り、最終手段の治療として角膜移植などが必要となるのが「後遺症」です。レーシックの場合は、フタを作ることで多様な後遺症のリスクがあります。

なかでも医原性角膜拡張症という後遺症は、医原性という言葉が物語るように、医師の医療行為によって作られる後遺症で、重篤な場合は角膜移植が必要になります。

「パーク近視手術」は、「術後2~3日は異物感や痛みがある」「角膜上皮の再生に

3～4日かかる」という問題点があります。

特に強度～最強度近視の場合、多量の角膜組織を蒸散（蒸発）させるため、回復期間が長くなります。きれいに上皮が生え揃うまでは*不正乱視になり、メガネによる矯正視力が低下します。

また、多量の蒸散に対する生体の反応として、上皮の再生が激しく起こることを見越して屈折矯正量を多めに設定するので、術後一定期間（おそらくボーマン層再生に要すると考えられる期間）、遠視状態になります。

1～3週間、人によっては1～2Dの老眼鏡を使用する場合もあり、レーシックのように翌日から視界がハッキリするわけではありません。

スロー手術ですが、角膜を切らないので、細菌感染や後遺症のリスクは少なくて済みます。

⑥再手術が可能

角膜を切らないので、術後さらに視力を上げたい場合は、レーザー照射後、角膜が再生するのを6～8ヵ月待てば再手術が可能です。

＊不正乱視（ふせいらんし）

角膜の表面が不正な形状になると、縦方向と横方向のピントが合わなくなるのが乱視。メガネで矯正できない乱視のことを不正乱視という。円錐角膜を代表とする角膜疾患、外傷や角膜移植後、レーシックの後遺症である角膜拡張症により、不正乱視が生じることがある。ハードコンタクトレンズによる矯正が可能だが、程度によっては角膜移植になる。

もっとも大事なのは、将来の生活視力

「A子さんと私の裸眼視力は、左右とも0・05、近視度*マイナス6Dだったのに、術後、A子さんは左右1・0になり、私は0・5の裸眼視力にしかならなかった」という患者さんの声を聞きますが、これは目標とする視力が異なるからです。

実際、40歳以上の患者さんの場合、その後の調節能力の低下を考慮します。

ですから生活視力を優先して単焦点（モノフォーカス）矯正面にし、左右の目にある程度の視力差をつけます。

たとえば、右目で遠方を見えるようにし、左目には軽い近視を残して近い所を見やすくし、夜間運転の際には補助的メガネを使用するなど、加齢とともに衰える目の機能に応じた見え方を想定します。

眼軸長の伸展による軸性近視の場合、矯正効果が得られにくい傾向があります。

「パーク近視手術」をおこなった際、角膜再生の度合いによって複数回の手術が必要になることもあります。

適当な生活視力を裸眼で得たあとは、ライフスタイルに合わせてメガネを使いこなす必要性を理解してほしいと思います。

＊D（ディオプトリー）

近視や遠視、乱視は、角膜の屈折異常。この屈折がどの程度かを示す数値がディオプトリーという単位で、Dで表記する。正視を0として、近視はマイナスの数字、遠視はプラスの数字になる。

−1D〜−3D未満は軽度近視、−3D〜−6Dは中度近視、−6D〜9Dは強度近視、−9D以上は最強度近視。+2D〜+1Dは遠視。

「パーク近視手術」の術後の経過

「パーク近視手術」やPRKは、角膜にフタを作らないので、レーシックとは異なり、術後の角膜再生に時間を要するスローな手術です。

その過程で、さまざまな有害事象がみられることがあり、とくに強度近視や最強度近視の患者さんの手術に対する不安は、とても大きなものになるはずです。

ですから事前に十分な説明をするわけですが、誤解を恐れずにいえば、執刀医は患者さんが手術を思いとどまるほど徹底した術前の説明をする必要があると思っています。なぜならば、経過途中で不安を感じた患者さんが、「パーク近視手術」やPRKの術後経過を知らない眼科の先生にセカンドオピニオンを求めた場合、より不安が増すかもしれないからです。

「パーク近視手術」の有害事象について、術後の経過を追って説明します。

■第1期…レーザー照射後3～7日の初期

びらん様に欠損した角膜上皮を守るため、痛みや涙を出して外敵の侵入を防御しようとする反応がみられます。

この間、感染リスクが高いので要注意です。また、角膜上皮が欠損しているので、メガネをかけても視力は出ません。

■第2期…レーザー照射後2～8週の中期

ザラザラした仮の角膜上皮が、傷をカバーします。上皮がなめらかな状態になると、メガネ視力が回復します。

この時期にセカンドオピニオンを受けると、角膜の不正乱視が指摘されますが、浮腫が改善し、角膜上皮がツルツルになると矯正視力が戻ります。

また、この時期は、夜の月やヘッドライトなどの光源がにじむ、二重に見える「グレア現象」[*]が起こります。レーザーを照射した部分と照射しない部分に段差ができ、光が乱屈折するためです。

とくに夜間は瞳孔が開くので「グレア現象」が起こりやすくなります。

削られた部分の角膜が回復するにつれて段差が解消し、通常1年ほどで消失します。

■第3期…レーザー照射後9～16週の後期

この時期は、ボーマン層再生時期であるとともに、「中枢神経との対話で」生活視力が設定される時期でもあります。

＊グレア現象

照明がまぶしく、視力の低下を感じる状態。夜間のグレアは、ヘッドライトや電球を見たときに、光が散乱して見えにくく感じる。

夜間の瞳孔の大きさと、レーザーが当たってできた矯正面の大きさとの関係がグレアの程度を左右する。レーシック、イントラレーシックでは、フタの大きさに制限があり、照射面を大きくできないのでグレアが後遺症となる場合があるが、フタを大きくすると角膜拡張症という後遺症の可能性が増す。

■第４期…レーザー照射１年以上の安定期

生活視力が安定するのに伴い、近視の戻りを訴える患者さんがいます。

「パーク近視手術」を開始した当初は、角膜の厚みの回復を待って全例に再手術をしましたが、現在は必ずしも再手術するとは限りません。

そもそも生活視力は、手術前の近視度によりますが、裸眼で生活に支障のない視力で、補助的あるいは日常的に近視度が弱くなったメガネを使用することがあっても、見心地の良い矯正後の視力こそが重要ではないかと考えるようになったからです。

ですから術後20年の患者さんが左右の視力差矯正を希望した場合、「良いほうが悪く、悪いほうが良い」と禅問答のような話をするとキョトンとされますが、遠近の視力を交互に比較しますと、納得されます。

誤解がないように記述しますが、マイナス６Ｄ以下の近視なら、93％以上の確率で正視になります。ただし最終決定するのは、患者さんのピント調節能力とライフスタイルであることを理解してほしいと思います。

35年前、フィヨドロフ博士は、「かのレーニンのような便利な目にしてあげよう」と言われました。〝レーニンのような目〟とは、左右に視力差があり、遠業を右目で、近業を左目でおこなっていたという言い伝えによる、博士流の説明ですが、軽度な左右差を残しておけば、40歳以後に老眼があらわれても、実生活で不自由はありません。
実際、マイナス2D範囲内の単焦点（モノフォーカス）矯正は、40歳過ぎても老眼鏡がいらないと喜ばれます。セカンドオピニオンで不同視*と診断されるケースです。

また、強度近視マイナス5・5Dだった私自身の経験では、術後3年ほど夜間の視力低下が気になりました。

最強度近視では、その期間がより長くなるかもしれませんが、強めの矯正の遠方用メガネを夜間に使用することで不安は解消されるでしょう。

眼軸長が2ミリ以上伸びていると、網膜照度が低下します。

角膜のフタを作る照射面が小さいと、夜間に瞳孔が開いた場合にカバーしきれません。けれども「中枢神経との対話」、いわゆる慣れにより気にならなくなるでしょう。

老眼による縮瞳*傾向も助けになります。

＊不同視（ふどうし）
たとえば右の視力が 1.5、左の視力が 0.1 といったように、左右の目の屈折度数に大きな差がある状態を不同視という。

＊縮瞳（しゅくどう）
成人の瞳孔は 2.5 〜4㎜。瞳孔が2㎜以下に縮んだ状態を縮瞳という。

パーク近視手術とレーシックの違い

		パーク近視手術	レーシック
術後の見え方	遠くの見え方	矯正された視力は、生活環境に合わせて少し近視が戻る可能性がある	矯正後に近視の戻りが起きにくい
	近くの見え方（老眼のなりやすさ）	術後、老眼を早めることはない	年齢によっては、術後に老眼の存在に気づく
	遠近の見え方	近くと遠くに対応する多焦点レンズ	遠くが見やすい単焦点レンズ
	調節負担の起こりやすさ	起こりにくい深い被写界深度	起こりやすい浅い被写界深度（過矯正の場合、頭痛等の不定愁訴がみられる）
手術を受けられる人	薄い角膜	可	角膜を切るので不可
	強度近視	可	不可（メガネなしを希望する場合、2回以上の手術が必要になるため）
	年齢制限	40歳以上も可能	40歳くらいまで（老眼になる前の人に推奨）
	再手術	角膜の再生を待って可能	不可（原則、1回限り）
手術直後	術後の痛み	1～2日は痛む（保護用コンタクトと目薬で軽減）	少ない
	術後の視力回復	ピント調節能力とライフスタイルが決め手のスローな手術なので、徐々に回復	すぐに見えるようになる
術後の不具合	一過性の角膜上皮下の混濁	なし	なし
	過矯正	過度の調節負担が起きにくい	調節負担によるドライアイや肩こりがみられる
	感染（手術時に雑菌が入るリスク）	感染の可能性は低い	カンナの使いまわしがなければ、感染は起きにくい

PART 3

「パーク近視手術」——手術の流れ

カウンセリングと検査

■カウンセリング（無料）

電話で予約していただき、初診前に無料カウンセリングをおこないます。近視手術とはどのようなものなのか、手術前の検査内容、手術の方法など、できる限りわかりやすく丁寧に説明します。

ご自身の近視の状態はもちろんのこと、年齢や職業、希望を考慮し、納得のいく手術方法を決めます。

手術方法が決定しましたら、初診を含め、手術前におこなう10数項目の検査内容、検査日、手術前に患者さんがすべきことなどを説明します。

免許証の更新、資格取得、就職などで目標視力がある場合、日程を含め相談にのります。初診・検査の段階で、有料となります。

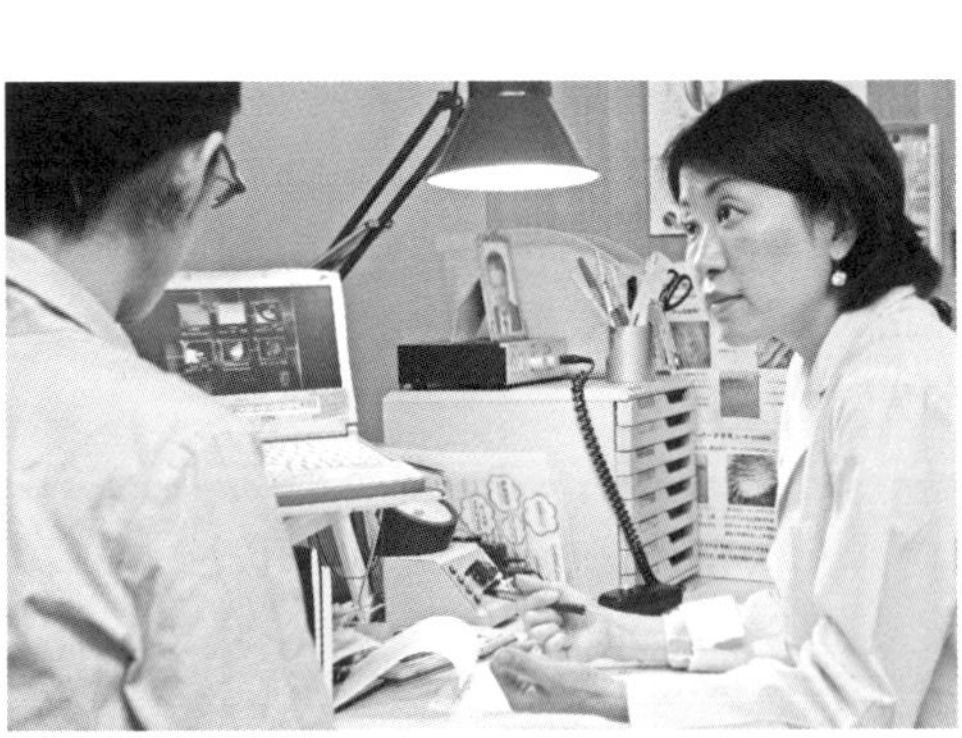

■検査

検査は、痛みや苦痛などはなく、50分ほどで終了します。

＊房水（ぼうすい）と眼圧（がんあつ）

正常な眼球では、房水と呼ばれる液体が循環している。角膜や水晶体など血管のない組織の代謝作用（栄養の運搬・排出）を担うほか、眼球内の圧力の調整をおこなっている。なんらかの原因で房水が排出されなくなると眼圧が高くなり、その圧力で視神経が圧迫された状態になる。

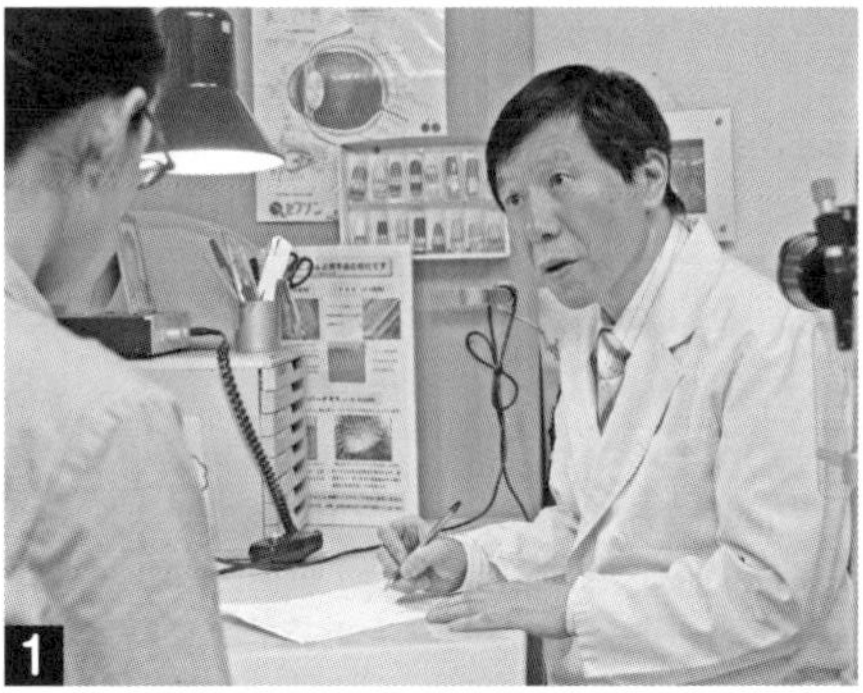

1

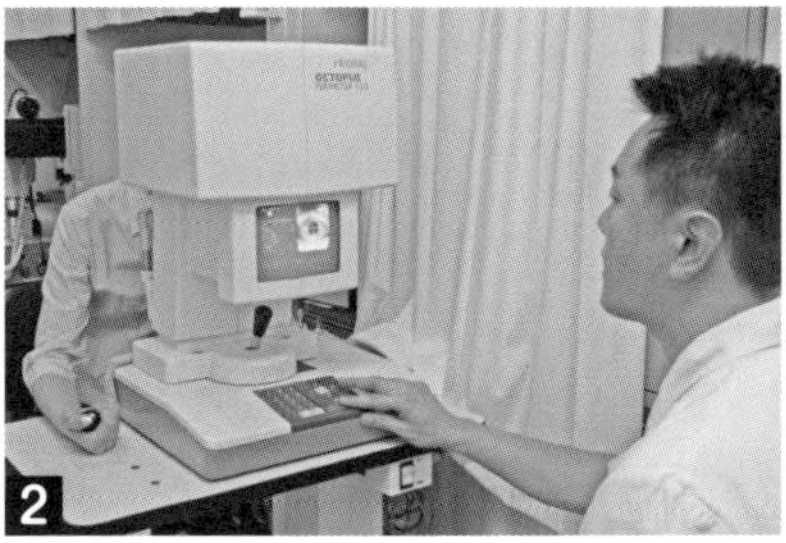

2

1 外眼部検査（外部検査）

医師が肉眼で目の状態を観察します。

結膜炎や角膜拡張症など、視診できる症状をチェックするとともに、眼精疲労、自覚症状も確認します。

既往症（以前かかったことのある病気）のほか、目の病気やドライアイがある場合の涙液量検査、アレルギーの有無なども問診します。

その上で、職業、年齢、ライフスタイルに応じて屈折矯正の目標度数を決定します。

2 視野検査

視野計で、視野の範囲を計測します。

この視野の変化をみることで、緑内障や脳腫瘍、視神経疾患、網膜剥離などがあるかどうかがわかります。

たとえば、房水*の流れが塞がれて眼圧が上が

＊散瞳剤（さんどうざい）
散瞳とは、瞳孔が広がった状態のこと。瞳孔は、周囲の明るさによって大きさを変え、目に入る光の量を調整している。光を当てると小さくなってしまうため、散瞳剤によって一時的に瞳孔を大きくする。

＊細隙灯（さいげきとう）**顕微鏡**
細隙灯と呼ばれる拡大鏡で、結膜や角膜、前房水、虹彩（こうさい）、瞳孔（どうこう）、水晶体、硝子体（しょうしたい）などの状態を詳細に観察する。光を網膜に当て、その反射光の中に濁りを浮かび上がらせる徹照（てっしょう）という方法を用いることで、精度の高い検査が可能。

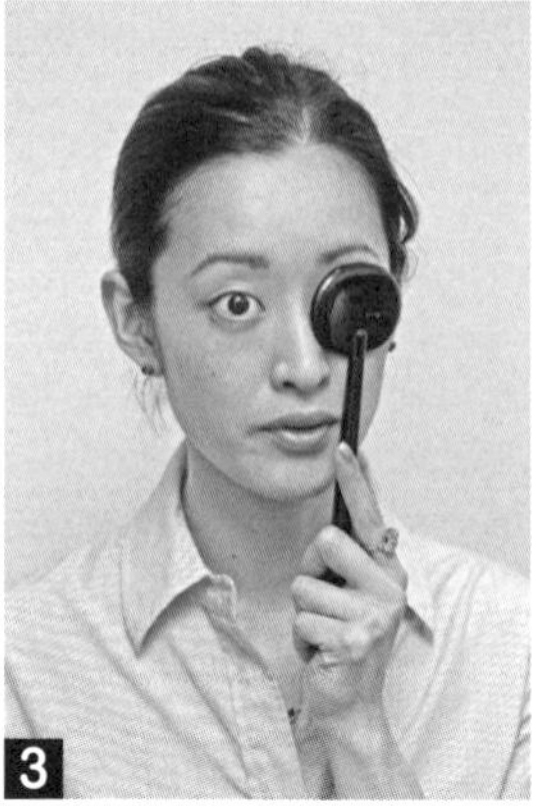

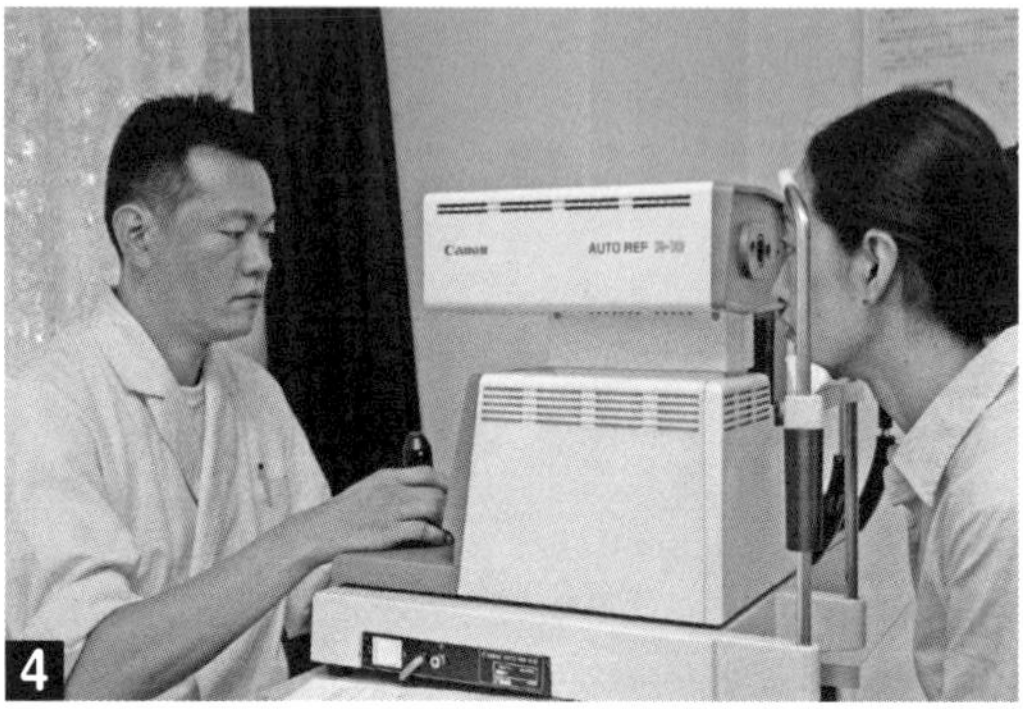

り、視神経が圧迫される緑内障は、視野狭窄で見える範囲が狭くなります。

3 視力検査（視力検査表）

視力検査表で測定します。

現在使用しているメガネやコンタクトレンズによる矯正視力も必要なので、検査当日は、メガネやコンタクトレンズを必ず持参してください。

なおコンタクトレンズは、検査1週間前から装用を中止してください。

また、レーザー視力測定装置で、網膜視力の測定もします。

4 屈折検査（レフラクトメーター）

レフラクトメーターという屈折測定器で、目の光学的な屈折率、乱視の度合い、乱視軸をチエックします。

この検査と眼軸長検査で、進行性近視が確認された場合は、手術待機です。

さらに水晶体の調節を除いた屈折力を測定するため、散瞳剤*を点眼してから屈折検査をおこないます。

散瞳剤の作用により3〜4時間、光がまぶしく感じ、ものが見にくいので、検査後の運転は避けてください。

5 細隙灯顕微鏡*

スリットを通した細い光を角膜表面に当てて、角膜表面など瞳孔領域をおおっている範囲の異常のチェックと、角膜の透明性を判定します。

白内障*、角膜潰瘍*などの病気が確認された場合は、手術を受けることができません。

また、光を徹照して角膜より内側にある、水晶体における白内障の有無や硝子体の病気について調べます。

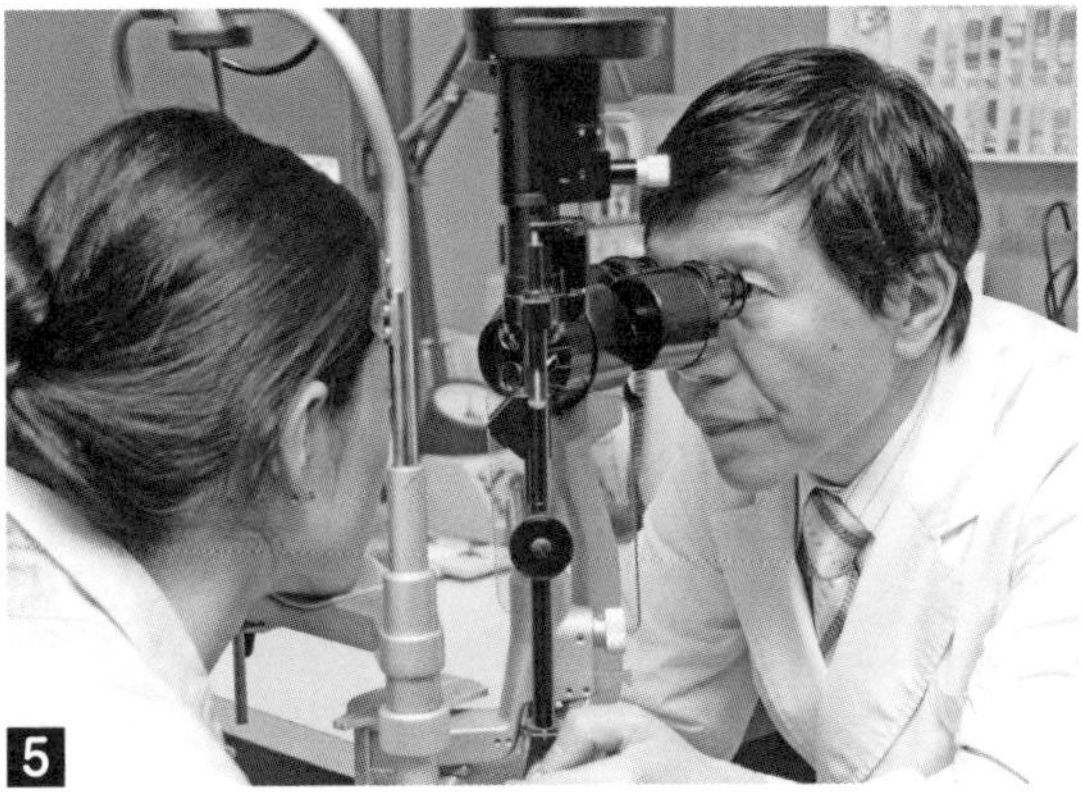
5

＊白内障（はくないしょう）
白内障とは、目の中のレンズの役割をする水晶体が濁り、視力に影響をおよぼす病気。

＊角膜潰瘍（かくまくかいよう）
外傷、細菌や真菌（カビ）の感染などによって、角膜表面の上皮や実質層が濁ったり薄くなったりする。

＊角膜厚（かくまくこう）

角膜の厚み。中央が周辺より薄くなっている。レーシックでは、角膜の 1/3 となる約 150 ミクロンにカンナをかけてドア状のフタを作り、フタをめくった後に、床にあたる実質部分を削ったあとフタを元に戻すため、十分な角膜厚が必要となる。

幼少より長年コンタクトレンズを使用していた人、円錐角膜（角膜が薄くなり、中央部が前方に向かって円錐状に突出する）の場合、角膜厚が不足しているのでレーシックは禁忌。

6 角膜厚測定

「パーク近視手術」は、角膜表層を蒸散（蒸発）させる手術のため、この測定は重要です。パキメーターというペン型の超音波測定器で、*角膜厚の中央部、傍中央部、周辺部の3ヵ所をミクロン（1000分の1ミリ）単位で測ります。

ペンの先端部はプローブと呼ばれ、超音波を発信して、その反射時間から角膜厚を測定します。

日本人（20歳代）の平均的な角膜厚は、中央部が約550ミクロン、傍中央部が約600ミクロン、周辺部が約650ミクロンです。

なお、パキメーターは光学的に測定するものもあります。

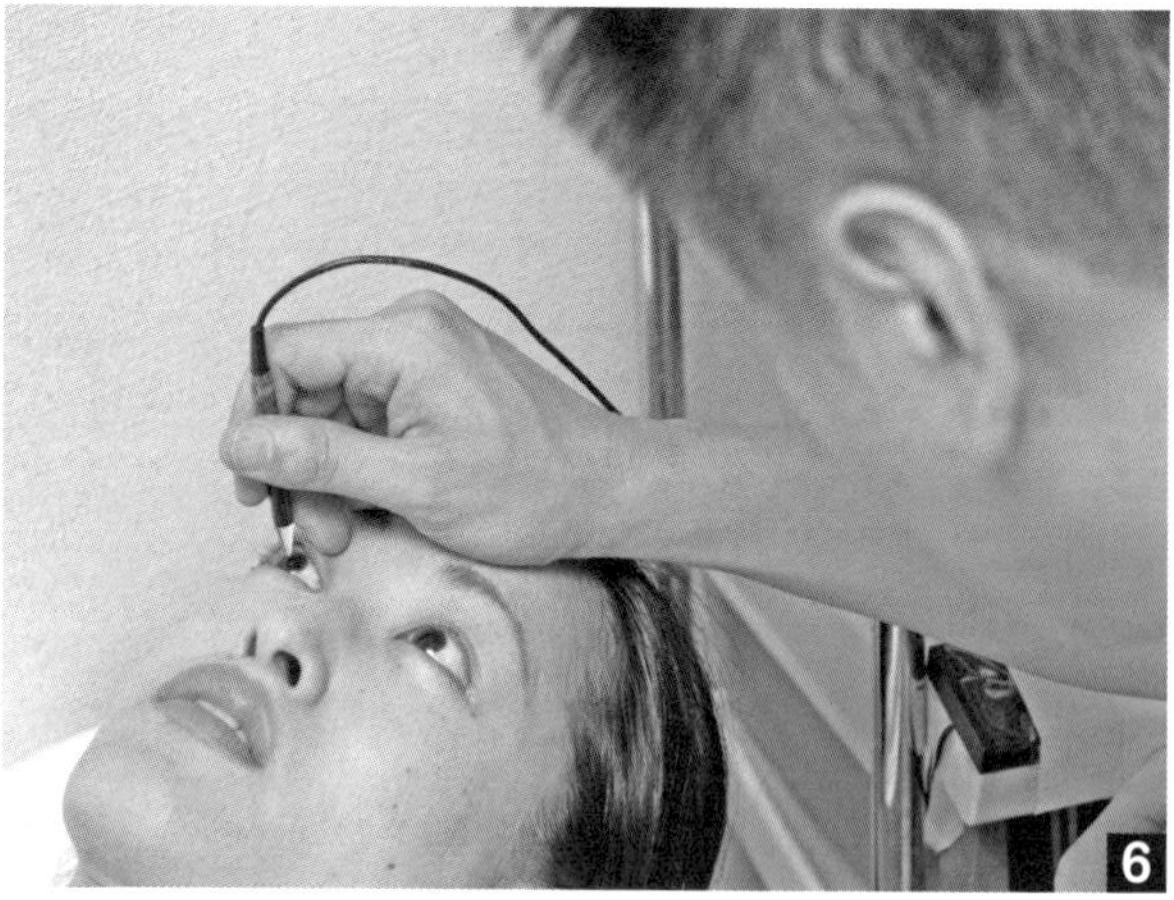

6

7 角膜屈折測定

オフサルモメーター、ケラトメーターなどの測定器で、前面曲率半径を測ります。

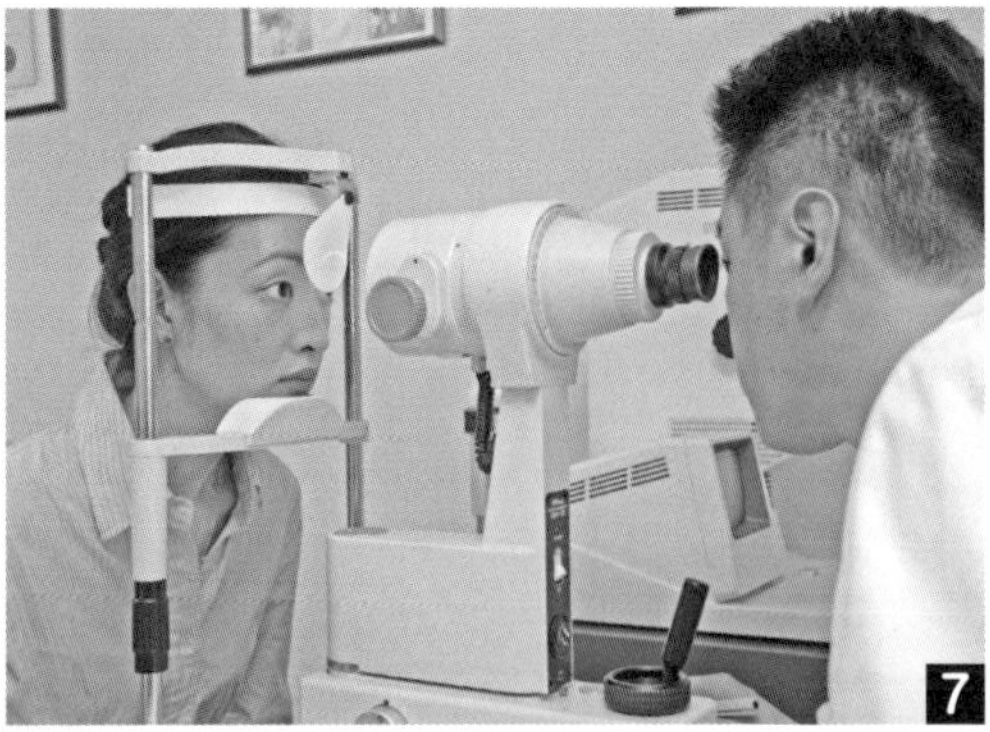

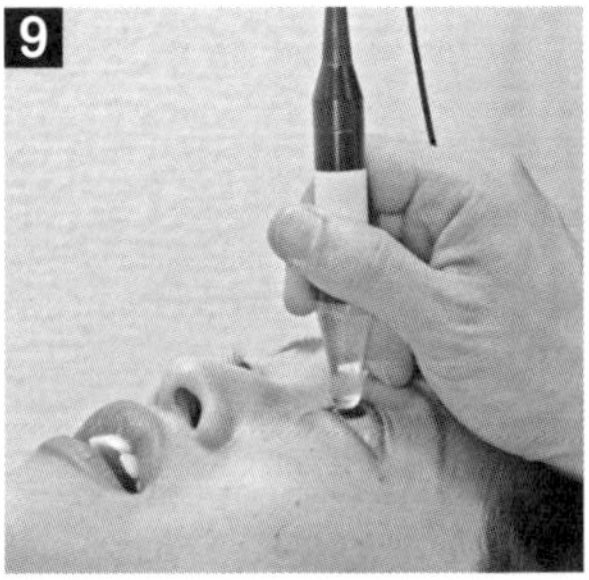

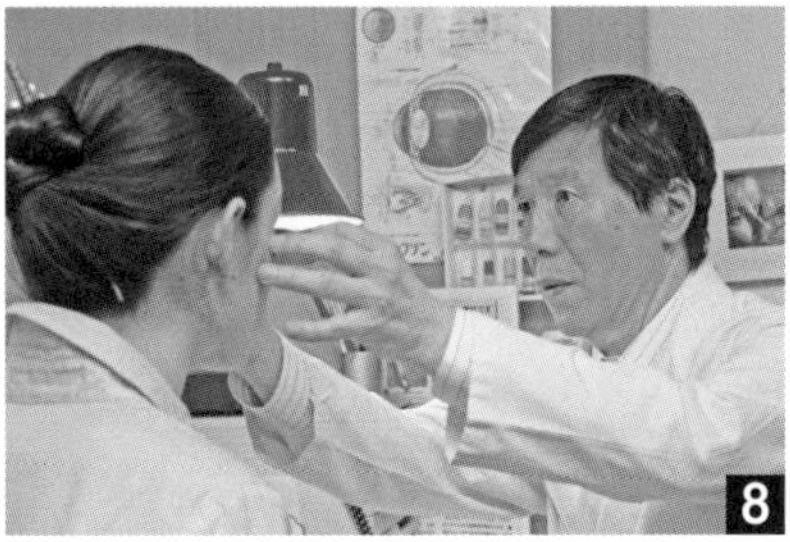

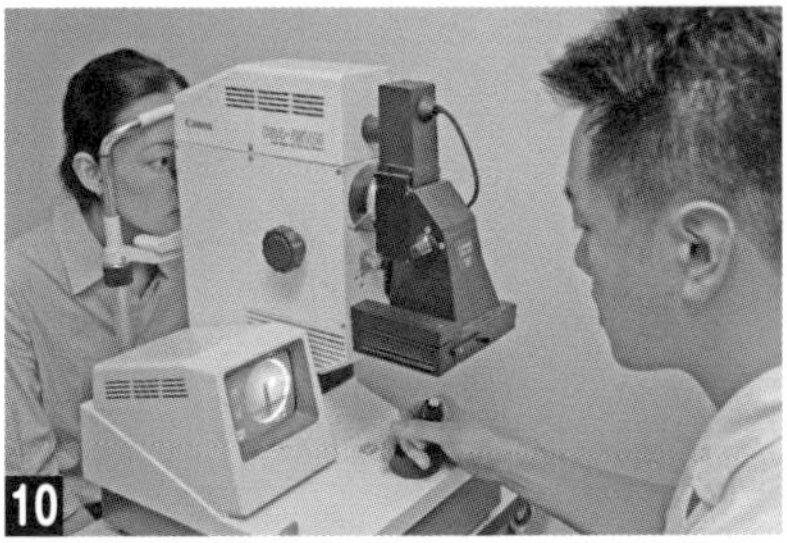

角膜は、完全な真球面ではないため、角膜中央部、周辺部の曲率半径を測定します。

8 直径測定

角膜の直径、瞳孔径の測定、そして利き目をチェックします。

9 眼軸長測定

角膜から網膜面までの眼球の奥行きである眼軸の長さを測定します。

眼軸が長い人ほど、近視の度合いは強くなります。正常な眼軸長は、約24ミリです。

10 精密眼底検査

眼底カメラで、散瞳下で目の内部（眼底《がんてい》）を覗いて、フラッシュとともに写真を撮ります。

その映像から眼底の傷の有無、疾患をチェック

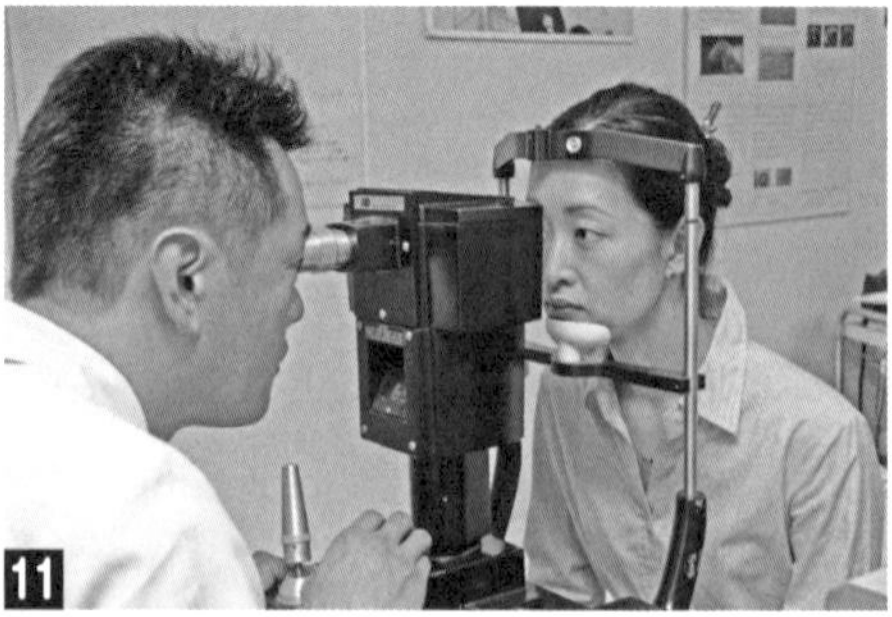

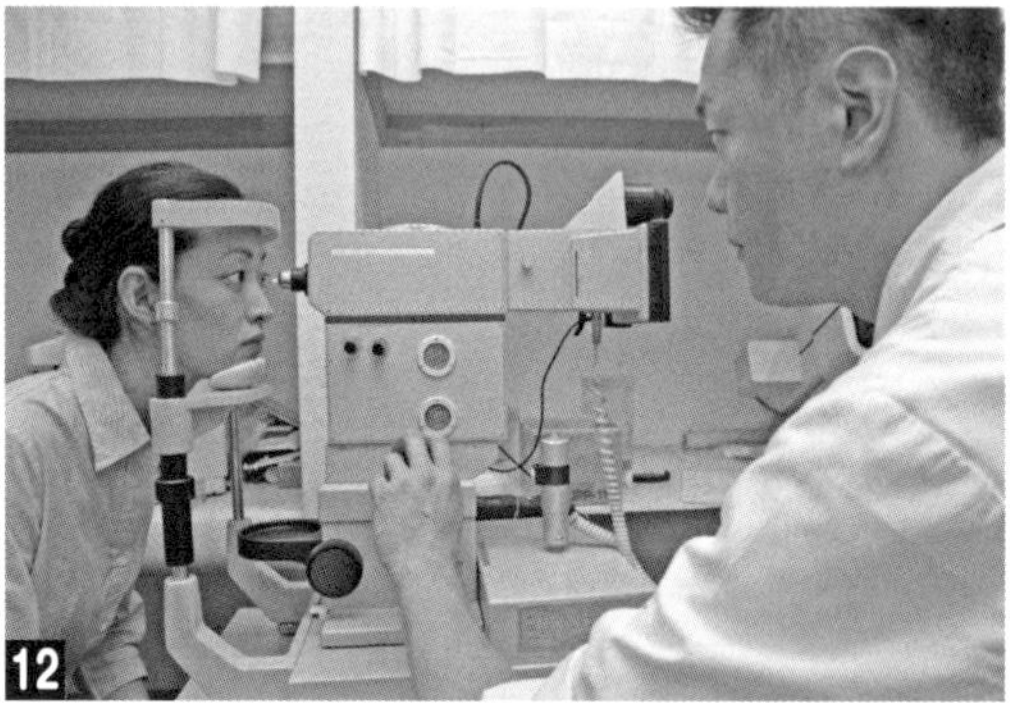

します。

11 眼圧検査

目の表面に風を当て、目の圧力を測ります。
眼圧が高いときは、緑内障が考えられます。

12 内皮細胞測定

スペキュラーマイクロスコープと呼ばれる特殊顕微鏡で測定します。

角膜を裏側から養っている内皮細胞の数、密度（1ミリ平方あたりの数）、標準偏差（大小のばらつき）を測定します。

正常値は、密度3000個前後です。私のクリニックでは、2000個以下は手術を受けることができません。

13 コントラスト・センシティビリティ

＊糖尿病（とうにょうびょう）
すい臓から分泌されるインスリンの分泌量が少ない、または分泌されていても十分に作用しないため、血液中のブドウ糖が有効に使われず、血糖値（血液中のブドウ糖濃度）が高い状態が続く病気。さまざまな合併症がある。目の網膜の血管が障害される糖尿病網膜症もその１つで、目のかすみや視力低下などが起こり、進行すると失明する恐れがある。

＊腎臓病（じんぞうびょう）
腎臓病は高血圧などの合併症をもたらすが、その悪影響が網膜におよぶ。網膜出血や網膜浮腫（むくみ）を起こす腎性網膜症、網膜の黄斑部に放射状の白い斑点が現れる慢性腎炎など、腎臓病の種類によって影響の受け方は多様。

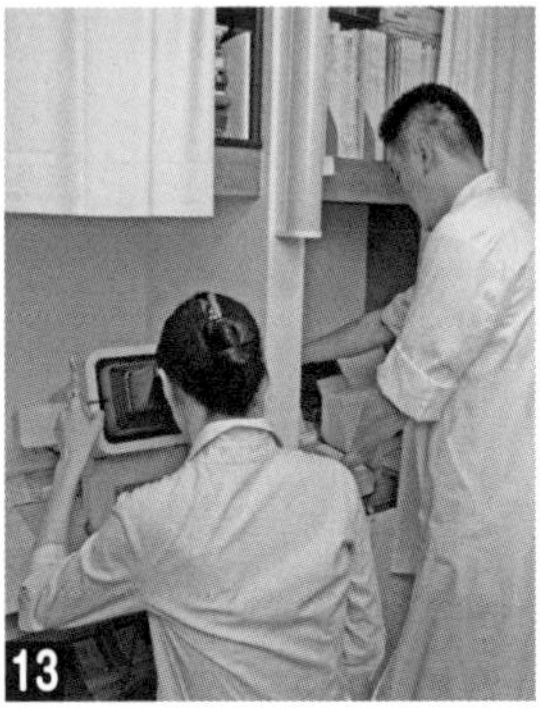
13

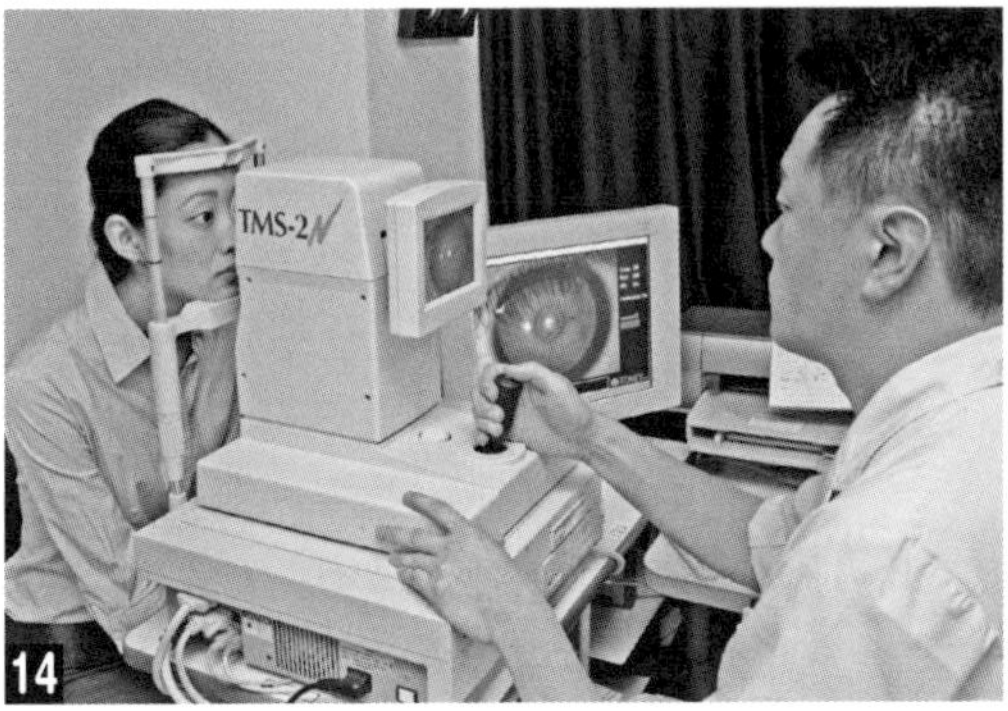

14

暗闇でよく見えるかどうか「明暗」の判定や、グレア現象と呼ばれる光源のギラツキを測定します。

14 角膜トポグラフィー（角膜形状解析）

角膜表面の平滑度、角膜の非対称性などを測定します。乱視、不正乱視も明確に測定します。

15 レーザー術式決定

検査結果をもとに、レーザー照射のパワー、範囲、照射数を算出します。また、術後の屈折矯正度数の予測値や、残留角膜厚も算出します。

そのほか、血液検査や尿検査によって糖尿病＊、腎臓病＊などの内臓疾患をチェックします。なお、風邪やインフルエンザなどにかかっている場合は、完治してからでないと手術を受けることはできません。

16 適正検査

手術が決まったら、当院で作成した「手術Q&A」をお読みいただき、その後、理解度チェックの小テストをします。

正解率70%以下は、追試もしくは手術をお断りすることもあります。

近視手術は理想とする角膜矯正面の創成手術ですが、満足度は千差万別ですので、この適性検査も大事です。

適性検査のあと、インフォームドコンセント*、手術に関する免責同意書、手術同意書について説明し、署名、捺印をお願いしています。

手術前の準備

1. 「記録ノート」を作成する

手術前後を通じて、自分の目の状態を正確に把握するために、自らの目の「記録ノート」を作成することをおすすめしています。

この記録は、術後のアフターケアのためにも非常に重要な資料となります。別の病院の医師にかかったときに提出すれば、正確なフォローがされるはずです。

＊インフォームドコンセント
医師は治療法や手術などについて患者にわかりやすく説明し、患者は正しく理解し納得した上で同意すること。

手術前に書く「記録ノート」

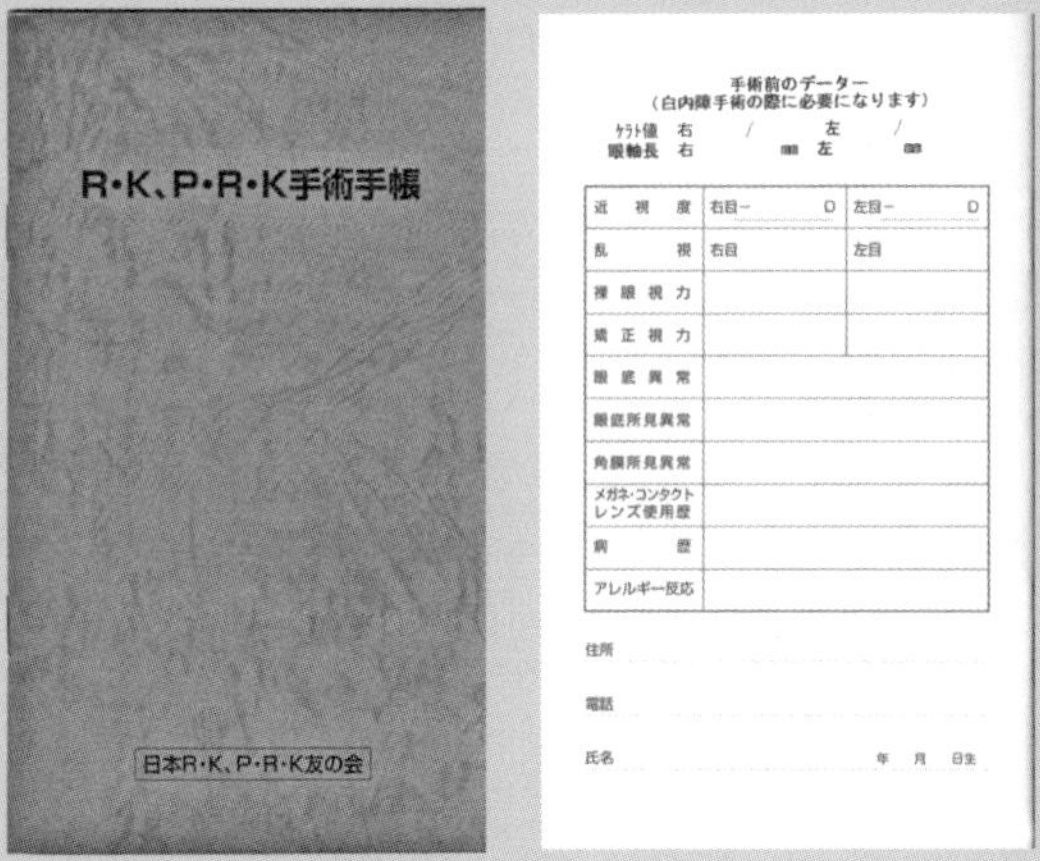

年をとって白内障の手術を受けることになった場合、近視矯正手術をおこなう前のデータが必要になります。そのため、術前の角膜のカーブと眼軸長を記載する欄があります。

また、「パーク近視手術」は、メガネやコンタクトレンズなしの生活を可能にしますが、薄いメガネやコンタクトレンズをオーダーしたり、再手術の必要が生じたりしたときにも、このノートを提出することで、より正確に状況を把握することができます。

●「記録ノート」の項目

【検査前】

（1）メガネ、コンタクトレンズの使用歴
（2）過去の視力（裸眼と矯正）
（3）目を含めた病歴
（4）薬使用によるアレルギーの有無

【検査後】

（1）術前検査の結果を主治医に確認し記入

【手術後】

手術翌日から4日間、1週間後、1ヵ月後、3ヵ月後、半年後、1年後、次の項目を記入

（1）左右の視力　（2）涙が出るかどうか
（3）異物感　（4）朝夕の視力差
（5）まぶしさ　（6）その他

2．コンタクトレンズの装用中止

【検査前】

ハードコンタクトレンズは、検査の2週間前から装用を中止します。

また、ソフトとハード酸素透過性コンタクトレンズは、検査の1週間前から装用を中止してください。

【手術前】

通常、前日からの装用を中止します。

3．体調の不良やアレルギーは必ず医師に告げる

精神的な不安や異常、体調の不良、風邪などにかかっている場合、必ず申し出てください。さまざまな医療事故を防止するためにも大切なことです。

また、過去にアレルギーを起こした人、アレルギー体質の人は、必ず申告してほしいと思います。

特に麻酔薬は、まれにアレルギーによるショックを起こすこともあるので、歯科受診などの麻酔で気分が悪くなった人などは、忘れずに医師に報告してください。

4．手術前の点眼は、医師の指示通りにおこなう

手術前々日から、医師の指示に従って、定期的に点眼をおこないます。目薬をさしたあと、目頭のあたりを指で押さえると、点眼薬の効果はより高くなります。

手術当日の注意点

(1) 入浴と洗髪

できるだけ当日の朝におこなってください。

(2) 化粧はしない

(3) マニュキアはつけない

(4) 爪は短く切っておく

(5) 髪の長い人は、ゴムで一つにまとめる

ヘアピン、アクセサリーはつけないでください。

(6) 腹や胸を締め付けるような服装を避け、できるだけ楽な服装にする

(7) ハンカチ、タオル、ティッシュペーパーなど、涙や汗を拭くものを持参する

（8）同伴者の確保

手術後は一人で帰ることができますが、同伴者がいれば安心です。

（9）手術後は、すぐに帰宅する

点眼薬、内服薬、薬の使用説明書、術後の注意書きをもらいます。

手術後30～40分で点眼麻酔の効果が切れます。

麻酔が切れると痛むので、麻酔が効いているうちに帰路に着くか、痛み止めの点眼薬を1時間ごとに1回さします。

そして、軽食をとって睡眠導入剤を服用し、サングラスをかけて就寝してください。サングラスをかけるのは、寝ている間に目をこすらないためです。

パーク近視手術

手術は、3～4分ほどで終了します。特別な事情がない限り、両眼同時の手術はおこないません。通常は片眼を手術し、1～2週間後に回復を確認したあと、もう片方の眼を手術します。両眼同時の感染リスクを避け、術後の生活視力と見心地を優先させることが重要だと考えています。

1 点眼麻酔をする

目薬で麻酔をおこないます。すぐに効くので、手術中の痛みは感じません。

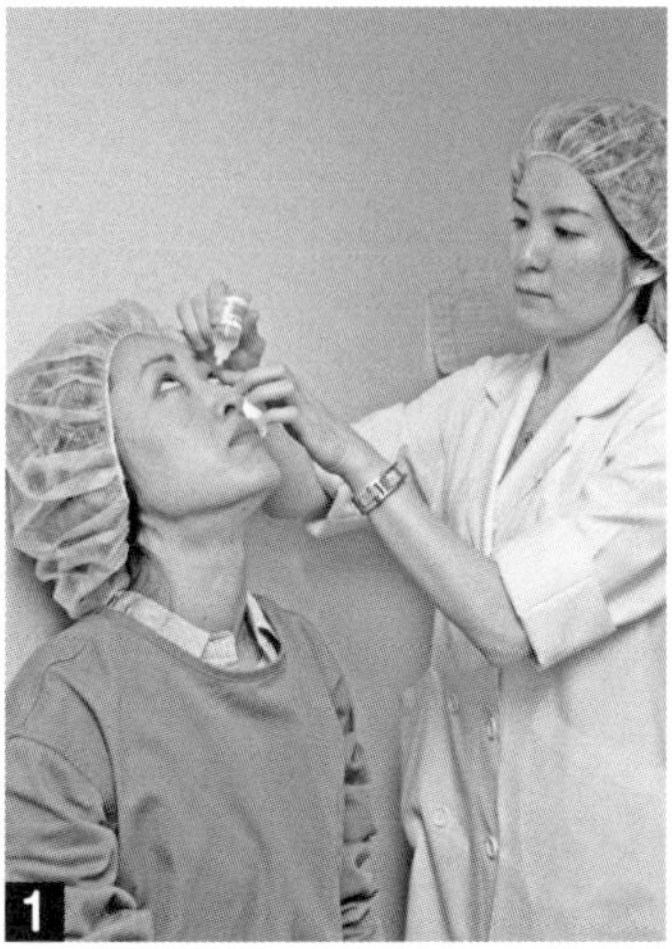
1

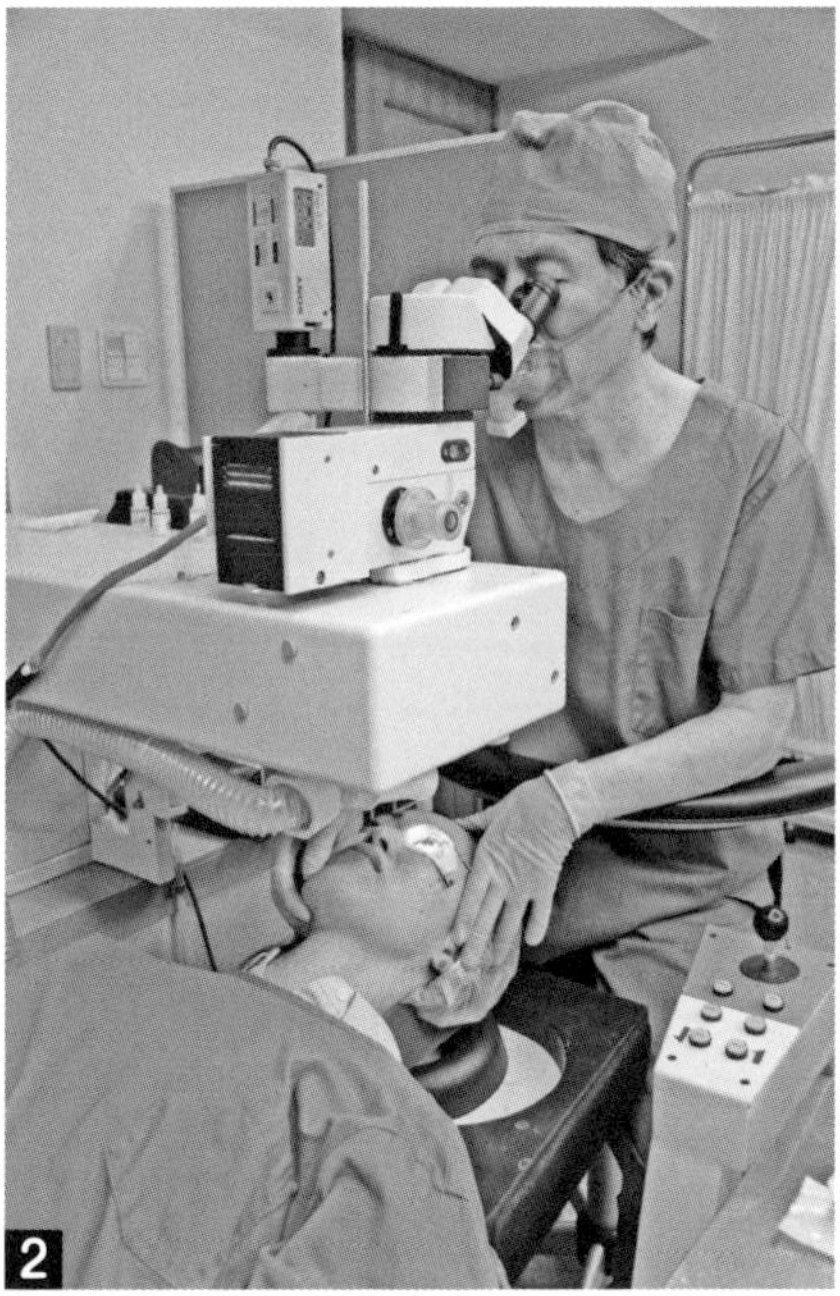
2

2 レーザーを照射する（約30秒）

コンピュータコントロールのもとで、適量のレーザーエネルギーを角膜に照射します。

3 ヘイズ予防・代謝拮抗薬、抗生剤の点眼、保護コンタクトレンズを装着する

ヘイズ予防・代謝拮抗《きっこう》薬、抗生剤を点眼したあと、保護コンタクトレンズを装着して終了します。

手術後の注意

（1）雑菌の感染を防ぐため、まぶたや目元には触れない

特に術後2～3日は、細心の注意をしてください。

（2）術後1週間は、サングラスをかける

まぶたに触れると強い痛みを感じます。

目の保護のために、寝ているときもメガネかサングラスをかけたほうが安心です。

(3) 清拭は手術の翌日から

清拭は手術の翌日、目を閉じて、かつ触れないように注意します。石鹸は、術後1週目から使用するとともに、石鹸水や水が絶対に目に入らないよう注意してください。

(4) 4日間は、化粧を控える

化粧品のほとんどは、目に対する刺激物質です。シャンプーと違って目に入りやすいので、化粧品の使用は控えてください。

(5) 術後1週間は、飲酒禁止

アルコールは、術後の投薬、鎮痛剤や抗生物質などの働きを阻害します。

(6) 1週間は、目の酷使を避ける

手術の翌日は予定を入れず、1日ゆっくり休んでください。術後の回復期の目は疲れやすくなっています。

術後の処置

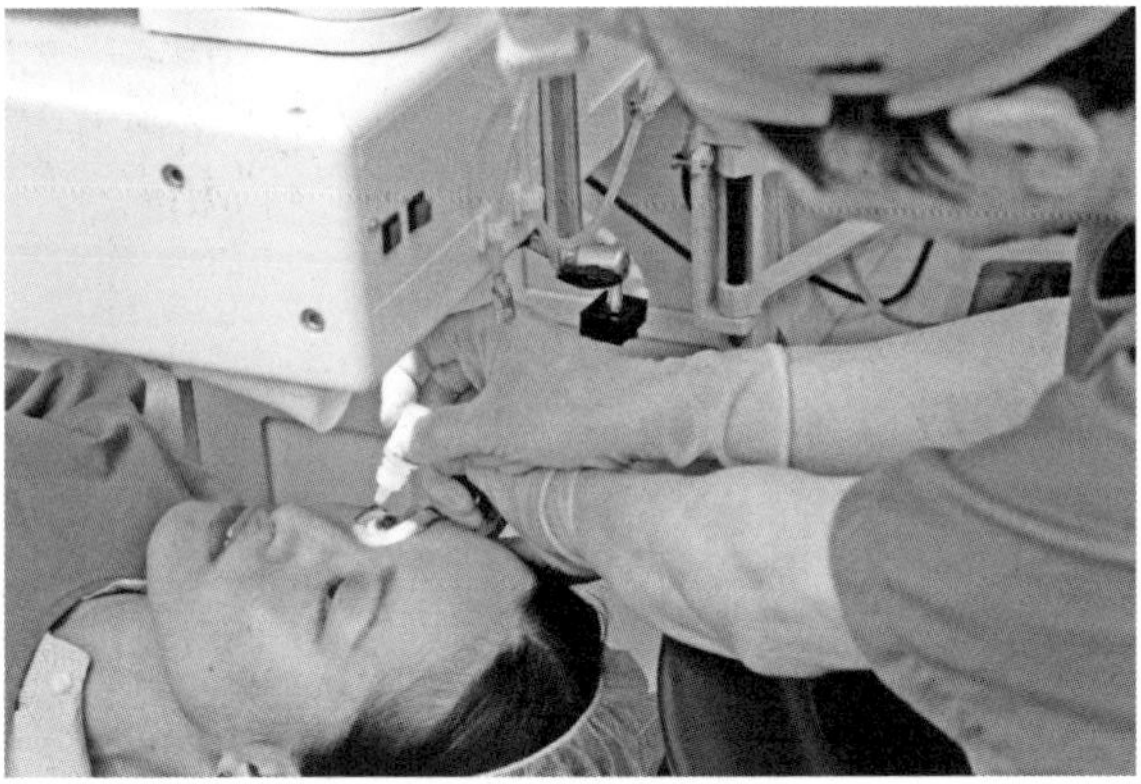

また、サッカーや水泳、登山など、激しいスポーツは1ヵ月ほど避けてください。

(7) 保護コンタクトレンズをつける

手術後の痛みを抑えるために、角膜上皮が再生するまでの3~7日間、保護ソフトコンタクトレンズを装着します。レンズが外れた場合は、捨ててください。再装着すると感染を招きます。

(8) 点眼など医師の指示を守る

特に定期的な点眼などは、感染や合併症防止、回復促進のために大切です。医師の指示に従い、きちんと定期的に保護ソフトコンタクトレンズの上から点眼をしてください。

近視矯正用レーザーの開発に貢献した博士

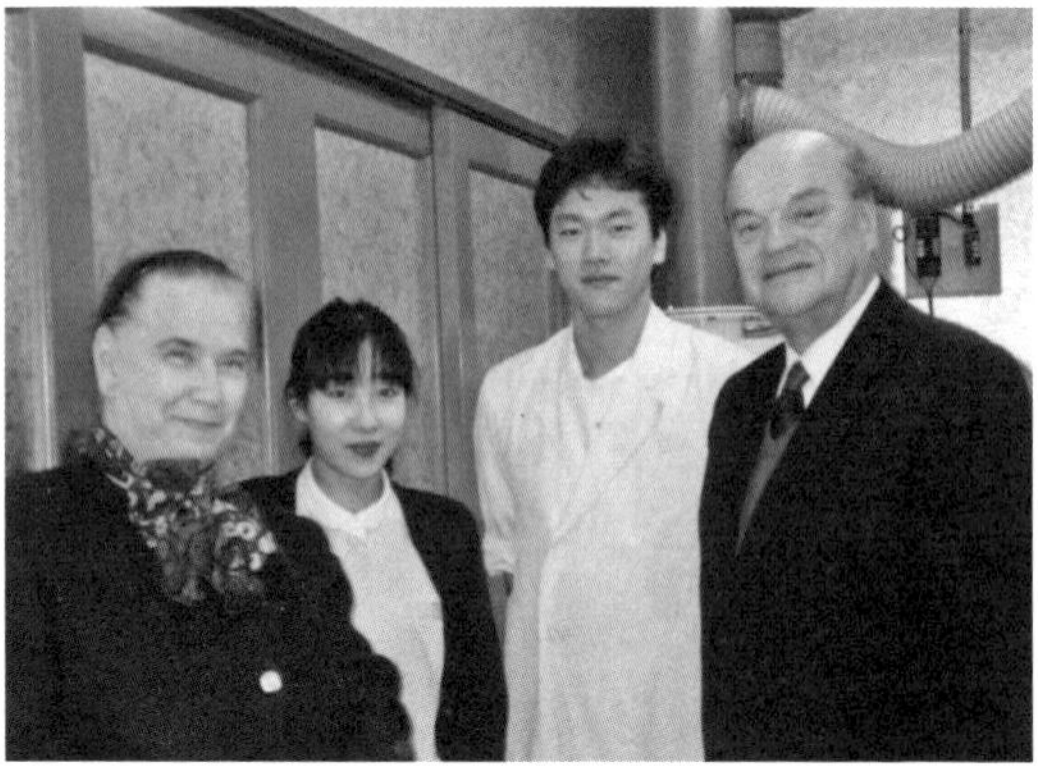

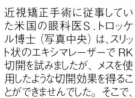

N. バーソフ氏夫妻が訪日し、当院を視察しました（写真の左端と右端）。
N. バーソフ博士は、コールドレーザーと呼ばれる熱を発生しない新種のレーザーを発明しました。このレーザーは、メモリーチップの回路の穴開けなど広範囲に使用されています。レーザー蒸散による穴は、分子間の結合をとき放つので、スムースで精緻な仕上がりとなります。

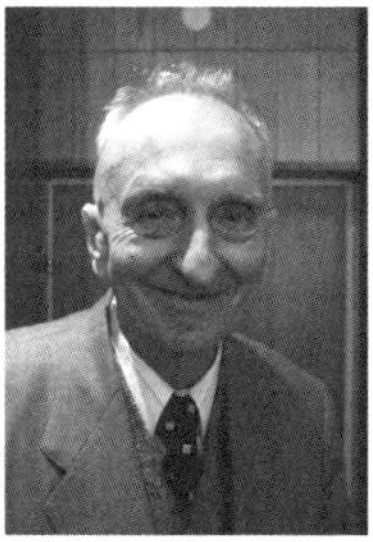

バーソフ博士が開発したエキシマレーザーを、PRK ブロードビームとして開発したのがプロホロフ博士です。お二人ともにノーベル物理学者です。

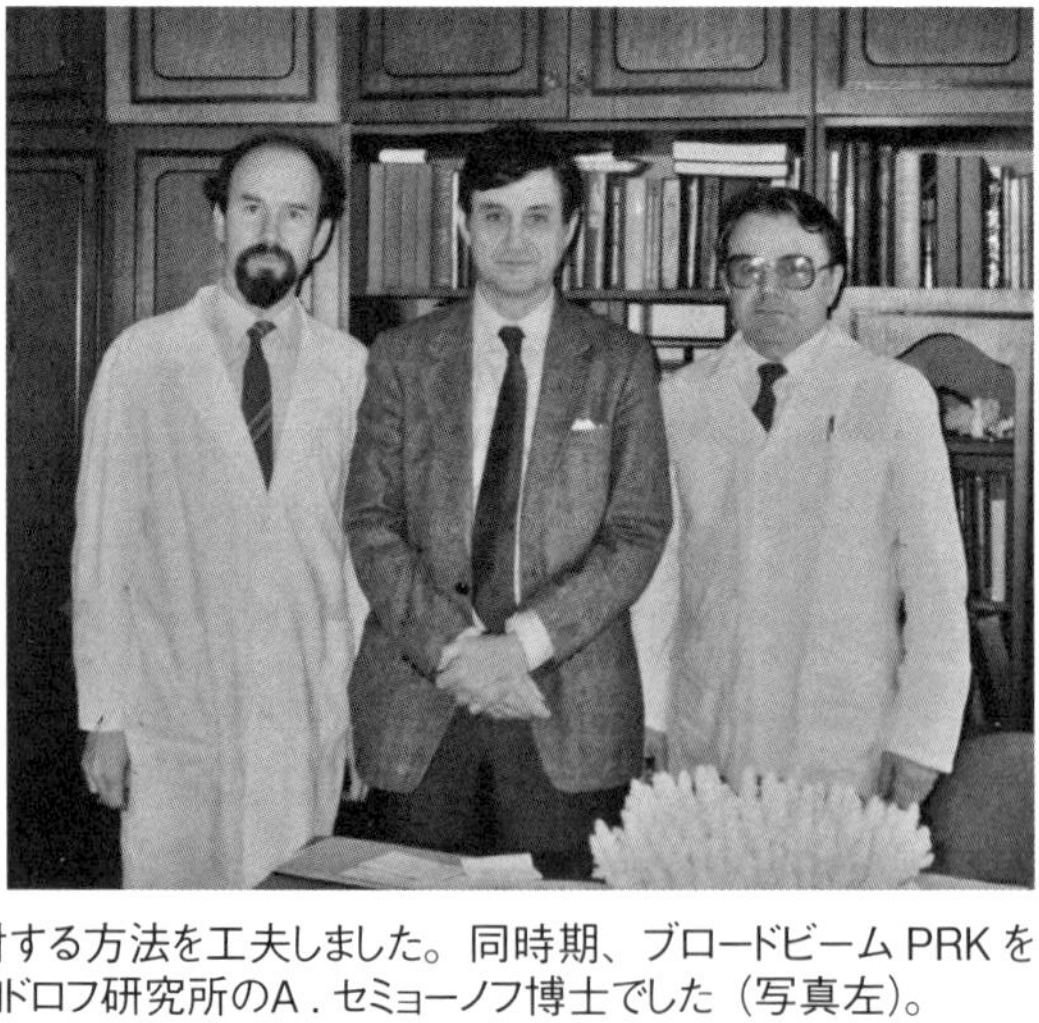

近視矯正手術に従事していた米国の眼科医S. トロッケル博士（写真中央）は、スリット状のエキシマレーザーで RK 切開を試みましたが、メスを使用したような切開効果を得ることができませんでした。そこで、エキシマレーザーを面状に照射する方法を工夫しました。同時期、ブロードビーム PRK を導入したのが、モスクワ・フィヨドロフ研究所のA. セミョーノフ博士でした（写真左）。

PART 4

「パーク近視手術」Q&A

Q1 近視矯正手術は、安全ではないって本当ですか?

A 近視矯正手術(以下、近視手術)のスタートは、1973年に開発された放射状に角膜を切開するRKです。次いで、エキシマレーザーを用いて角膜屈折をおこなうPRKが1987年に開発されました。効果と安全性においては、すでに20~30年の実績があるものの、さらに経過を観察中で、医師・患者による長期的な協力が不可欠です。

そして2000年にはレーシックが、2001年にはイントラ・レーシックが開発されました。

しかし、それまで長いこと〝安全性のない近視手術は、日本には持ち込まない〟という眼科学界の勢いのほうが強く、なかなか市民権を得ることはできませんでした。

転機が訪れたのは、2000年のこと。

厚生省(現・厚労省)が、PRKを承認したときからです。

それまで「近視手術は安全性が不明なので、日本には導入しない」と拒否反応を見せていた日本眼科医会も、大学病院や総合病院などの治験の集積からPRKの安全性と有効性が証明されたことで、積極的に受け入れるようになりました。

ただし、当たり前のことですが、安全性は患者さんの目の状態に応じて適切な近視手術をおこなった場合に限り、成り立つものです。

＊膠原病（こうげんびょう）
膠原病は、免疫機能が異常をきたす自己免疫疾患。関節リウマチや全身性エリテマトーデス、シェーグレン症候群などがある。

Q2 レーシックを受けると、失明するって本当ですか？

A アメリカでは、近視矯正手術の8割はレーシック、2割がPRK手術といわれるほど、レーシックは人気がありました。しかし、レーシックを希望する人の2割は、レーシック不適応の人たちです。

レーシックが最適なのは、45歳くらいまでの人で、角膜が薄い人のほか、ドライアイや白内障、角膜拡張症や網膜疾患など目に病気がある人はNGです。糖尿病や膠原病[＊]などの全身症状が出現する病気の人もレーシックはできません。

にもかかわらず著名なアスリートや俳優が手術を受けるなど、レーシック・ブームが巻き起こり、1998年にはアメリカだけで約40万人がレーシックを受けていました。

そのような中、角膜のカンナがけが非常に難しく複雑な手法からか、次々と失敗例が明らかとなり、全米眼科学会は「レーシックには34種類もの副作用報告がある」と警鐘を鳴らしました。

そうしたネガティブな情報があったのに、日本では報道されないまま、レーシックは破竹の勢いで広まり、コンタクトレンズをやめてレーシックを受けるのが常識のようになりつつありました。

しかし、２００９年7月、たった一人の眼科医のお粗末な治療姿勢によって、レーシックに暗雲が立ち上がりました。

レーシックを受けた患者さんが角膜炎や角膜潰瘍を発症したのです。消毒や滅菌をせずに手術器具を使いまわしたことが原因で、この眼科医院は閉鎖されました。

日本眼科学会は、レーシックをはじめレーザー近視手術の合併症実態調査をおこないました。最も多かったのは角膜感染症、次いで角膜混濁、フラップの不具合、不正乱視、上皮迷入、ドライアイ、角膜拡張性、角膜上皮障害と続きます（25頁参照）。


レーシックは角膜にカンナをかけ、ドア状のフタを作り、フタをめくってレーザーで角膜実質を削ったあと、フタを元に戻します。

フタの下に細菌が入り込むと、痛みの感じが少ない分、発見が遅れ角膜の深部に瘢痕が残り、角膜移植を必要とする視力低下が起きます。この視力低下を失明と呼ぶ傾向がありましたが、これは不正確な表現です。

また、失明するような状態の人に角膜移植はしません。


さらに２０１３年12月5日付の東京新聞に「矯正され過ぎや失明があった」という消費者庁の発表が掲載されました。

レーシックを受けた人から、目の痛みや「矯正され過ぎて頭痛がする」など健康被害の情報が2009年度以降、全国の消費者生活センターなどに計80件寄せられたという内容です。

同庁によると、「矯正され過ぎて遠視になった」という訴えが最多で、そのほか「頭痛や吐き気がする」「手術後2ヵ月間、激しい目の痛みが続いた」「ドライアイで10分おきに目薬が必要」といった苦情があり、11月にインターネット上でレーシック経験者600人を対象にアンケートを実施しました。

そのうち74%は術後に「希望の視力になった」のですが、希望通りでなかったり、元の視力に戻ったりした人が計18%、矯正され過ぎた人が5%、暗い場所で見えにくいなどの不調を訴えた人が43%でした。

この「矯正され過ぎ」事件は、術後の目の調節負担の増加によると考えられます。

では、調節負担の増加は、どうして起きるのでしょうか。

次頁の図のマルチプルステップ照射方式（McDonnel-Thompson 共著／アトラスエキシマレーザー角膜屈折矯正手術、医学書院1994年）は、角膜切除による矯正面に、矯正移行帯が設けられていることを示しています。

移行帯は、中間距離や近距離の視力に配慮し、術後の調節負担を軽減する役割を果た

レーザー照射方式による違い

シングルステップ照射方式は、細いビームを使用するので、角膜の蒸散量が多くなるが、マルチプルステップ照射方式（角膜の表面を矯正移行帯に加工する）は、レーザーで蒸散させる量が少なくてすむ。パーク近視手術はシングルステップ照射方式だが、太いレーザービームのエネルギー分布差により、マルチプルステップ照射方式と同じ屈折移行帯を作ることができる。

シングルステップ照射方式

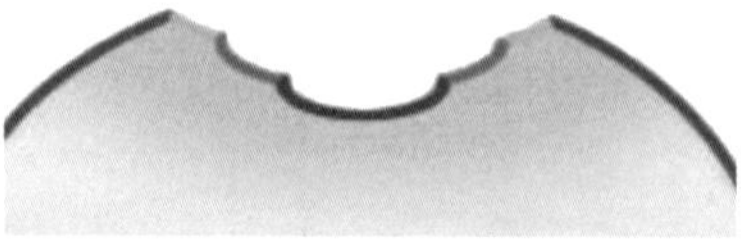

屈折異常度（ジオプトリー）	光学中央領域の蒸散量（マイクロン）
−10	132
−15	196
−20	259

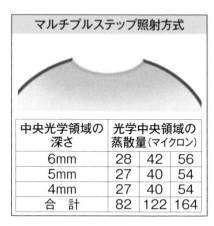

マルチプルステップ照射方式

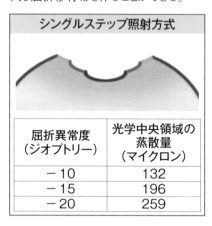

中央光学領域の深さ	光学中央領域の蒸散量（マイクロン）		
6mm	28	42	56
5mm	27	40	54
4mm	27	40	54
合　計	82	122	164

します。

そもそも矯正移行帯は、強度近視を矯正する際、角膜切除量を少なくするとともに、術後の近視の戻りを軽減するために開発された技術です。

ところが、シングルステップ照射方式（図の左側）であるレーシックの場合、フタを作るために近視の戻りは少なくなりましたが、フタに準じて角膜の厚さが足りなくなり、移行帯が小さく、術後の調節負担が増加すると考えられます。

また、消費者庁の指摘にある「矯正され過ぎ」に伴うドライアイや頭痛、肩こりの訴えは、レーシックの件数が右肩上がりに増えた時期に多くみられます。体の不調があっても、手術後の角膜解析結果は正常なので、訴えに応じて神経内科や精神科を紹介される「レーシック難民」

が生まれたといえるのではないでしょうか。

ＰＲＫは、フラップ（フタ）を作らずファインビームで角膜を削りますが、「パーク近視手術」は、ブロードビームを直接照射することで、十分な屈折移行帯（被写界深度が深い矯正面）を設けることができ、調節負荷を軽減することが可能です。

レーシックをおこなう先生に、「角膜のどの部分でフタを作るの？」とお尋ねすると、「上皮から約１４０ミクロン」というお答えでした。

しかし、「角膜のどの部分まで？」と問いかけると、患者さんの角膜の厚さがそれぞれ異なるからと、お答えは得られませんでした。フタの部分において、上皮層、ボーマン層、実質層の割合がどうなっているのか、興味深いところです。

角膜厚の個人差に対応したフタを作ってレーシックをおこなう医師は増えていますが、レーシック難民の不定愁訴の原因がフタを作ることにあり、長期化の原因は、ボーマン層処理の方法により、近視に戻す能力が失われることにあるのではないかと考えます。

Q3 手術をすれば、どんな近視も矯正できるのですか？

A 近視を矯正する方法には、さまざまな種類があり、いずれもメリットやデメリットがありますが、最も大事なことは、現在の視力に対して総合的な評価をおこない、本人の希望を実現する上でのリスクも含め、十分に話し合って手術法を選択することです。

そもそも近視とは何か、簡単に説明しましょう。

眼球に入ってきた光は、角膜の表面でまず屈折し、さらに水晶体で屈折したものが網膜に到達し、像がうつし出されます。角膜がカメラのレンズだとすると、水晶体はオートフォーカス機能を持つレンズに相当します。周辺にある毛様体筋*によって遠くを見るときは水晶体が薄くなり、近くを見るときは厚くなります。

ところが、角膜の凸部分が強すぎると光の屈折が強められる屈折性近視により、焦点が網膜まで届かずに手前でピントが合ってしまうので、像がボヤケます。

これが近視です。

近視の原因としては、角膜のカーブが鋭いことによる屈折性と、角膜から網膜までの距離が伸びている眼軸《がんじく》性、そして両者が混在した混合性があります。

通常は、小学校上級から中学校の間、背が伸びる時期に眼軸が伸び、メガネをかけ始めるケースが多いようです。

また、病的に眼軸が伸びることで目の底にあたる網膜のさまざまな変化（網膜剥離《もうまくはくり》や網膜出血）で失明することがあります。これを悪性近視といいます。

＊毛様体筋（もうようたいきん）

水晶体をとりまく毛様体の筋肉のこと。近くのものを見るときは、毛様体筋が縮んで（緊張して）、水晶体が厚くなりピント合わせをおこなう。遠くのものを見るときは、毛様体筋がゆるんで（緩和して）水晶体が薄くなる。パソコン作業やスマホなどを長時間見ると目が疲れるのは、毛様体筋の緊張状態が続き筋肉疲労を起こしている状態。

ものの見え方

光は、角膜と水晶体を通るときに屈折して、網膜の上で焦点が結ばれます。この屈折の異常によって起こるのが近視、遠視、乱視です。なお、加齢とともに水晶体の弾力がなくなり、ピントが合わなくなるのが老視（老眼）です。

近視

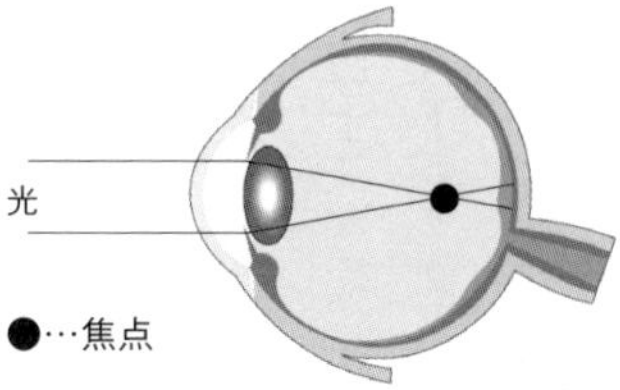

角膜から網膜までの距離が長すぎるため、網膜の手前でピントが合う。

遠視

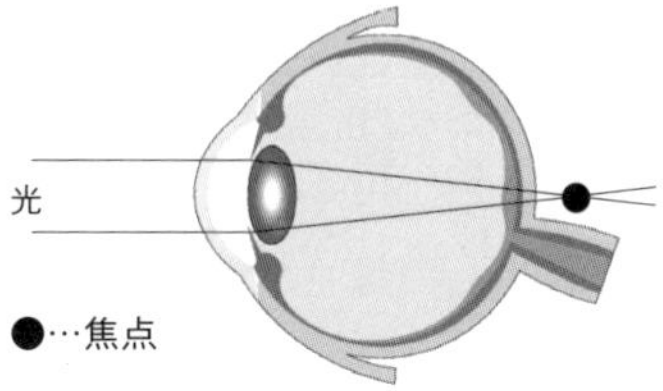

角膜から網膜までの距離が短すぎるため、網膜よりも後ろでピントが合う。

乱視

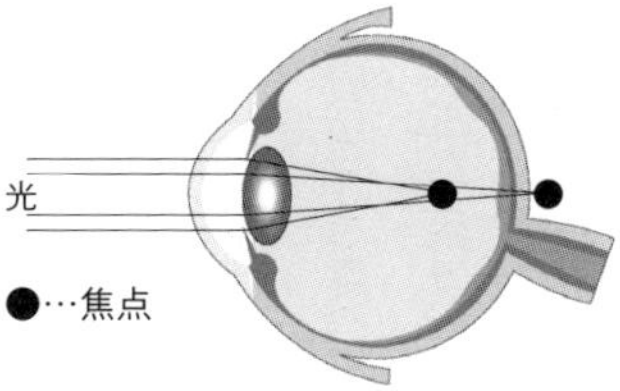

角膜や水晶体の歪み、あるいは垂直、水平方向での屈折の異常により、ピントが合わない。

老視（老眼）

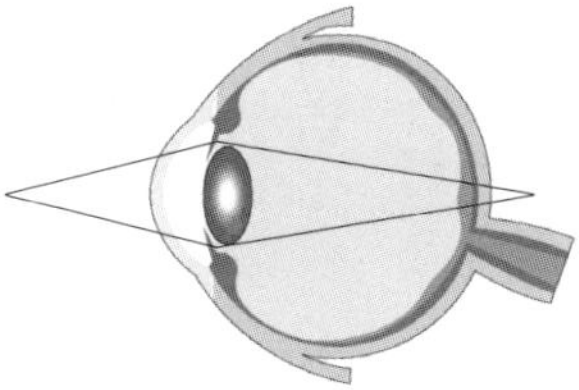

水晶体の弾力がなくなり、ピントが合わない。

眼鏡なしでメガネやコンタクトレンズを捜すことができる軽度近視の人には、手術は必要ないかもしれませんが、近視を軽減する手術は救命的意義があります。実際、阪神淡路、東日本大震災の際に感謝の声を沢山いただきました。

どんな近視も矯正できるとはいえませんが、どんな近視でも眼鏡視力が保たれていれば、軽減させることは可能といえます。

Q4 強度近視だと「パーク近視手術」以外の手術は、ないのですか？

A 近視レーザー手術は、角膜をレーザーで削ったり蒸散させたりして視力を矯正します。強度の近視（マイナス6D～マイナス9D未満）または最強度の近視（マイナス9D以上）を矯正する場合、角膜を矯正する度合いが大きく、その度合いが大きければ大きいほど、厚い角膜のほうが有利になります。

「パーク近視手術」は、角膜にフタを作らないので、薄くても最大限に有効利用しておこなうことができる手術です。

通常の近視レーザー手術は、実質層にレーザーを当てる前に、一番外側の上皮を取り除く必要があります。

方法として、①メスやブラシで上皮をこすり落とす、②カンナやレーザーでフタを作る、③レーザーで蒸散させる、という3通りがあります。

しかし、メスで上皮をこすり落とす場合に、均一にこすり落とせなかったり、カンナでフタを作る場合に、フタとして実質層を持ち上げてしまったりすることがあります。ですから、角膜をできる限り厚く残しながら上皮を取り除くには、レーザーで必要最小限、蒸散させるのが一番良いわけです。

さらに、角膜にカンナをかけてフタを作ると、角膜が弱くなるので、片目に2回以上の手術がしにくくなります。

この点についても「パーク近視手術」は、レーザーを当てるだけなので、角膜への負担が少なく、複数回の手術をおこなうことができます。

たとえば、1度目の手術では「強度近視」から「中等度近視」に矯正し、その後、角膜が十分に回復した頃に（通常6ヵ月以降）、2度目の手術で「中等度近視」から「裸眼」で生活できるように、段階的に改善させていくことが可能です。

ちなみに最強度近視といわれるマイナス9Dより強い近視の視力回復術としては、フィヨドロフ博士が開発した「有水晶体眼内レンズ（フェイキックレンズ）」[*]と「パーク近視手術」に限られているのが現状です。

ただし、近視矯正のためとはいえ、白内障でもないのに目の中にレンズを入れるような手術を最善の選択として、すすめることはできません。

白内障の手術では、眼内レンズが一般的になりましたが、眼内炎による失明リスクを伴います。白内障の場合、屈折調節をする水晶体が濁ってしまうので、水晶体そのものの交換は、やむを得ない手段です。

＊有水晶体眼内レンズ（フェイキックICL：Implantable Collamer Lens）
眼球内の光彩と水晶体の間に入れる薄いレンズ。強度〜再強度近視を矯正するために、フィヨドロフ博士が開発し、2010年に日本でも治験がおこなわれ、厚労省が認可した。

Q5 角膜が薄くても「パーク近視手術」であれば手術が可能なのは、なぜでしょうか？

A 近視レーザー手術を安全かつ効果的におこなうために重要な点は、角膜の厚さです。一般的に、日本人の角膜の平均的な厚さは、約0・5ミリ（500ミクロン）といわれていますが、この厚さに満たない薄い角膜の場合は、手術を断られたり、眼内レンズをすすめられたりすることが多いようです。

なぜかというと、たとえばレーシックの場合、パワーが弱いファインビームを使用し、カンナでフタを作る必要があるからです。

さらにファインビームによる走査照射をします。

つまり、蒸散ではなく切削に近く、どの層まで蒸散させたのかが確認できず、上皮と実質の境目を判定できません。

これに対し、ブロードビームで角膜を一括蒸散させる「パーク近視手術」の場合、蒸散到達度を確認できるので、上皮と実質の境目が判定できます。上皮を蒸散しているときは、上皮の組織密度が粗いので蒸散速度が速く、組織密度が密になる実質では、蒸散速度が遅くなります。

組織レベルでの変化を手術用顕微鏡下で目視可能なことと、角膜厚の再生を待ってエンハンス（屈折誤差の修正）手術ができるおかげで、薄い角膜の方でも手術が受けられるというわけです。

Q6 レーシックを受けた友人から「40歳以上でレーザー近視手術を受けると、老眼が早まる」と言われたのですが、本当ですか？

A 一般的に「レーシックで老眼が早まる」といわれるのは、遠くが見えることに重点を置いた「単焦点矯正面」が作られているからです。

単焦点の矯正面は平面的なので、遠くが良く見えるようになればなるほど、手元に焦点を合わせるときに余分な調節負担がかかり、老眼が進んだと感じるようです。

ですから40歳前後の患者さんに「単焦点矯正面」を作るレーシックをおこなうと、調節緊張が強調され、頭が重い、イライラする、疲労感が取れない、よく眠れない、なんとなく体調が悪いといった症状（不定愁訴）が現れるケースがあります。

一方、「パーク近視手術」は、角膜を切ることなく、太いレーザービームによる蒸散作用で「多焦点矯正面」を作ります。多焦点の矯正面で、近距離、中間距離、遠距離に対するピント合わせの調節負担が増えないので、老眼が早まることはないようです。

患者さんの20年後、30年後の調節能力とライフスタイルまで見据えた上で、「パーク近視手術」をおすすめするのは、このような理由からです。

ただし誰でも、加齢とともに近くのものが見えづらくなります。老眼にならない、というわけではないということをご理解ください。

Q7 現在63歳ですが、「パーク近視手術」は受けられますか？

A 「パーク近視手術」は、原則として18～60歳までの方を対象におこなっていますが、仕事の内容などにより視力が必要な場合は、ご相談ください。

目の状態や健康状態によっては、受けることができます。

ただし角膜拡張症、白内障、緑内障、網膜症などの目の病気がある方、糖尿病などの内臓疾患がある方は受けることはできません。治療によって病気をコントロールされた方は、手術を受けることができます。

4

Q8 両眼の視力を1・0にしたいのですが、どの近視手術を選べば良いのでしょうか?

A 近視角膜屈折手術には大きく分けてRK(アールケイ)、PRK(ピーアールケイ)、レーシック、イントラ・レーシック、エピ・レーシック、ラセック、スマイル、「パーク近視手術」の8種類があります。

それぞれ手術方法は異なり、長所と短所もあります。医師と十分に相談し、理解・納得した上で最適な手術を選ぶことが大事です。

また、年齢や近視などの程度によって異なるものの、93%以上の確率で、希望される視力まで回復できます。手術前の視力0・01が、手術後に1・0まで回復することも可能です。

ただし、ここで大事なことは、矯正目標は高く設定すれば良いというものではないということと、近視手術は結果を約束しておこなえるものではなく、近視度を減弱させる手術であるということです。

私は、患者さんの希望を伺った上で、年齢や職業、趣味、将来性を考慮し、目標とする矯正量を決めています。

たとえば、本業はアートフラワー製作で、社交ダンスが趣味、54歳のA子さんは、術前の近視度が右目マイナス13・5D、左目マイナス14Dでした。

術後の視力目標は、右目0・2、左目0・1と控えめです。

老眼対策上、近視を残したほうが良いと判断したからです。

もちろん、術後、角膜の厚さが回復すれば、再手術して当初の彼女の希望として伺った両眼とも0・5~0・7への再矯正も可能です。

私自身、近視手術を受けて23年が過ぎました。現在（この本の執筆開始時）、右目は0・5、左目は0・6で満足しています。術後10年くらいは1・0がほしいと思いましたが、仕事上メガネがほとんど必要なく、便利に生活できています。ところが、その後10年して、両眼1・0になりました（詳細は40頁コラムをご覧ください）。

「パーク近視手術」は、現在おこなわれている各種の術式の中で、安全な術式に到達したと考えています。安全が前提ですので、角膜の厚さが十分で、屈折異常以外に病気がなければ、再手術することにより目標とする近視度の矯正も可能です。

ちなみに当院の再手術率は7％です。

4

Q9 「ブロードビーム」と「ファインビーム」の違いは、なんですか?

A 「パーク近視手術」で使用する「フィヨドロフ博士のブロードビーム」(太いビーム)は、一括照射が可能です。

大規模なレーザー発生装置により高出力が得られますが、多量のガスを消費します。自動車のエンジンにたとえるならば、フェラーリ級に相当します。

この太いビームによる角膜矯正は、光化学作用のもとにおこなわれ、照射によって「蒸散もしくは蒸発に近い」作用をもたらします。

つまり、眼球を固定した状態で一括蒸散するというわけです。

照射ズレが起きにくい上、立体蒸散させる結果、多焦点性の屈折矯正面ができるというメリットがあります。

一方、通常のPRKやレーシックに使用される「ファインビーム」(細いビーム)は、走査照射となります。小規模なレーザー発生装置で低出力なので、ガス消費が少量で済みます。自動車のエンジンにたとえるならば、軽自動車に相当します。

この細いレーザーによる角膜矯正は、走査照射により「角膜を削る」作用です。走査切削の結果、単焦点性の屈折矯正面ができます。

また、走査切除は、パターンを自在に変化させることにより、不正乱視や収差の補正が可能な反面、走査して角膜を削るため、目の動きによる削りムラが生じると不正乱視の原因になります。

ただし現在では、目の動きを追う高精度の装置が開発され、上下左右、奥行き、回転方向の6方向で眼球の動きを追尾する最新機械なども販売されています。

細いビームはパワーが弱いので、照射時間を短縮するためには、照射前に邪魔な上皮をこすり落とすか、カンナをかけてドア状のフタを作る必要があります。

Q10 子どもの近視も、手術で治すことはできますか?

A 「子どもの近視の進行を止められませんか?」と、小学生や中学生のお子さんをもつご両親から相談を受けることがあります。

成長期に背が伸びるように、目の奥行き（眼軸の長さ）が長くなると、近視が進行します。最近の調査では、裸眼視力が0・3未満の小学生の割合は、昭和54年度から平成27年度まで、この約35年間に3倍以上も増えています。

両親ともに近視の場合、子どもが近視になる確率は、両親とも近視でない場合の約8倍にもなるといわれていますが、ライフスタイルによる影響も大きいと考えられます。

テレビやゲーム、スマホ、パソコン、読書、勉強など、常に近くを見る生活行動を続けていると、その状態でピントが合うように眼軸が伸びるので、近視が進んでしまうのです。

まずは近視が進行しているか否か、目の奥行き（眼軸の長さ）を測り、眼軸伸長の経過を見る必要があります。

現在、近視の進行を予防する手段として、近視ストップワクチンともいえる液状コラーゲンを注入する「SP手術」と、視力を回復する角膜矯正用コンタクトレンズ「オルソレンズ」があります。

●近視の予防手術（SP手術）

正常な眼軸の長さは、約24ミリです。この眼軸長が長くなっていく軸性近視は、悪性で、網膜出血や網膜剥離などの原因になります。

そこで軸性近視の進行を止めるために、フィヨドロフ研究所のイワシナ博士らのグループが開発したのがSP（Sclero Plasty／スクレロ・プラスティ）手術です。

眼球の外側のテノン膜下に、液状コラーゲンを注入するというものです。

液状コラーゲンは、プロテオグリカンなどの抽出物で、これを眼球の周囲に注入することで、眼軸長の伸長を抑制します。

進行性近視をストップさせる近視ワクチン療法ともいえます。

●オルソレンズ

オルソレンズは、夜間、寝ている間に角膜の形を整え、近視や乱視を矯正し、日中の裸眼視力を回復させる高酸素透過性ハードコンタクトレンズです。

アメリカで40年以上の実績があり、FDA（米国食品医薬品局）の承認済みです。軽度から中等度の近視に適しており、オルソレンズの治療を受ける小中高生が多くみられます。

使い方は簡単、一般のコンタクトレンズと同じで、就寝中に装用するだけです。

オルソレンズを外しても、一定時間は裸眼の視力を維持できるので、日中のスポーツや部活活動などに役立ちます。

オルソレンズによる矯正効果は長続きせず、定期的に装用する必要がありますが、毎晩でなくても、隔日の装用でも十分な効果をもたらすケースもあります。

なお、角膜のカーブが凸状に変化する近視の進行抑制効果については、研究が始まったばかりです。

●そのほかの対策

ボヤけたものを見続けると、眼軸への影響だけでなく、目の筋肉や水晶体にも負担がかかり、近視を進行させることになります。見えにくいのを我慢しないで、適切なメガネをかけることが大事です。

また、テレビやゲーム、スマホ、パソコンなどは、画面に顔を近づけて見たり、瞬きが減る傾向があり、なるべく使用を控えることが大切です。

30分続けたら10分は休む約束をするなど、工夫が必要です。勉強や読書をするときも顔を近づけないよう、正しい姿勢で距離をとりましょう。

Q11 手術は痛くないと聞いていますが、本当に痛くないですか?

A 手術の数分前に点眼による麻酔をおこないますので、手術中の痛みはありません。

レーザー照射は約30秒、手術は3~4分ほどで終了します。

術後は、保護用のソフトコンタクトレンズでカバーします。

点眼麻酔は次第に切れ、数時間後からジワジワと痛くなってきます。夕方から夜に痛みのピークがきて、翌日には楽になりますが、手術後2日間は痛むと考えておいてください。

ただし鎮痛剤と睡眠薬を飲み、できるだけ早く寝るようにすると、さほど痛みを感じないで済みます。

Q12 年齢以外で、「パーク近視手術」による矯正目標を変える理由はありますか？

A 矯正目標については、患者さんの職業や趣味によって変えることがありますが、十分に話し合った上で決めています。

前途したように、「パーク近視手術」は、現在おこなわれている矯正法の中で、安全な術式に到達したと思っていますし、当然ながら私の周りの大切な人たちにも「パーク近視手術」による矯正をおこないました。

ちなみに当院では、一度の手術で目標とする矯正度に達する可能性は93％以上ですが、「パーク近視手術」は6ヵ月ほど時間を置けば、複数回の手術ができます。近視の戻りがあった場合に、対応が可能です。

Q13 近視レーザー手術の安全性を見分けるポイントを教えてください。

A 安全な近視レーザー手術を受けるには、経験のある医師のもと、適正価格で安全な手術方法を選ぶことです。

当院がモットーとしている4つのポイントをご紹介します。

①医師の信頼性…専門医であり、経歴や動機が示されている

手術は10分もかかりませんが、術後のフォローとして少なくとも半年から1年はおつき合いいただくことになります。

セカンドオピニオンの観点からも、信頼できる医師に出会うまで妥協しないでください。

②医師が親身であること…患者さんの状況に適した施術方法・タイミング・費用について親身に相談に乗ってくれる

当院では、執刀医が、術前のカウンセリングから術後の定期検診まで担当します。

術後は、緊急連絡先をお渡しし、24時間、対応しています。

③術式の違い…手術をすすめる説得力がある

手術をすすめる理由を、きちんと説明してくれることが大事であり、また、その手術を医師本人や家族が受けていることが重要です。

④手術の価格…手術が「適正な」値段設定である

近視手術は自由診療のため、同じ術式ならば、基本的にかかる費用も同額です。しかし昨今、価格競争の煽りを受け、不適切な手術費用のダンピング競争が過熱しています。安ければ良いというものではありません。

Q14 「近視手術友の会」は、「パーク近視手術」を推奨していますが、その理由を教えてください。

A

「近視手術友の会」からの回答を紹介します。

■理由1　老眼が早まらない

「パーク近視手術」のメリットは、「老眼が早まることがない」という点だと思います。50歳以上の「友の会」会員の中に、老眼鏡をもっていない人は少なくありません。「パーク近視手術」による多焦点矯正面とモノビジョンのおかげかもしれません。

■理由2　採用する医師自らが近視手術を体験

近視手術をロシアで実際に受け、さまざまな圧力に屈することなく研究と臨床を続けてきた先生が採用している方法に信頼をおくからです。

■理由3　薄い角膜、強度近視の矯正が可能

角膜が薄く、強度近視であるという理由でレーシックを断られた「友の会」会員が「パーク近視手術」を受けました。術後は、弱い近視度のメガネをかけ、数ヵ月後に、さらに残った近視が矯正されているのを目の当たりにしています。

■理由4　強いドライアイが起こらない

角膜にフタを作らないので、当然ながらフタのずれ、目の乾燥なども軽減でき、アスリートや術前にドライアイがあった「友の会」会員に喜ばれています。

■理由5　夜間のグレアが少ない

太いブロードビームを使用し、大きな蒸散矯正面を作るので、夜間のグレア現象を少なくするというメリットがあります。

夜間、車の運転をするときの事故防止としても大切なメリットです。

■理由6　セカンドチョイスとして有効

角膜の表面を削るのではなく、蒸散させるので、ＲＫやレーシック後の再矯正が可能です。

Q15 奥ノ山医院の近視手術は、フィヨドロフ博士が考案されたのですか？

A 内科医だった私がモスクワ顕微手術眼科研究所の所長S・N・フィヨドロフ博士より、近視性屈折異常を治すために両眼のRK手術（放射状角膜切開術）を受けたのは1983年のことです。

術後、少年時代からつき合ってきたビール瓶の底のように厚いメガネから解放されて目に飛び込んできた世界は、なんと美しかったことか。その後、私の家族もRK手術を受け、その成果によりいっそう感銘を受けました。

そして、この近視手術の素晴らしさを多くの人と分かち合いたいと思い、日本に広めることを決意し、初代院長に若山久医学博士（日本医科大学眼科学教室）を迎えて、1983年末に本邦初となる眼科専門医による屈折矯正手術医療機関「参宮橋アイクリニック・奥ノ山医院」を開業しました。

その後、私も眼科を勉強して、ロシアの眼科専門医の資格を取得し、日本の近視手術における医学の常識を変えようと努力しました。フィヨドロフ博士は何度も日本を訪れ、私のクリニックはもちろんのこと、日本の病院とも協力提携し、近視手術や白内障手術の素晴らしさを伝えました。

ここで少しフィヨドロフ博士について、ご紹介しましょう。

フィヨドロフ博士は、白内障手術のための眼内レンズ開発を先駆けておこなった世界のトップ6の医師の一人です。

近視手術としてRK、PRKを開発するとともに、「フィヨドロフ博士のブロードビーム」（太いビーム）を使用したプロファイルシリーズの開発、強度近視用の有水晶体レンズの開発、白内障手術のための超音波フェイコに代わるレーザーフェイコの開発、進行性近視に対する予防ワクチンを開発した素晴らしい博士です。

ソ連の医療のペレストロイカを敢行したリーダーでもあり、大統領候補にのぼりつめました。国の内外に眼科手術、医療船・医療バス、当時のソ連全土に12の眼科医療センター開設・運営をおこない、その取組みは日本のテレビ番組「なるほど・ザ・ワールド」やNHKで紹介されました。

フランスのパリ、サンマリノ共和国、ジブラルタル、イエメン、アラブ首長国連邦のドバイ、キューバのハバナ、中国の大連郊外、ベトナムのハノイ、日本では当院と協力関係を持ち、精力的に活動されていました。

また、ソ連崩壊後のロシアにおいて、1995年に下院国家会議代議員に当選し、1

フィヨドロフ博士を偲ぶ会

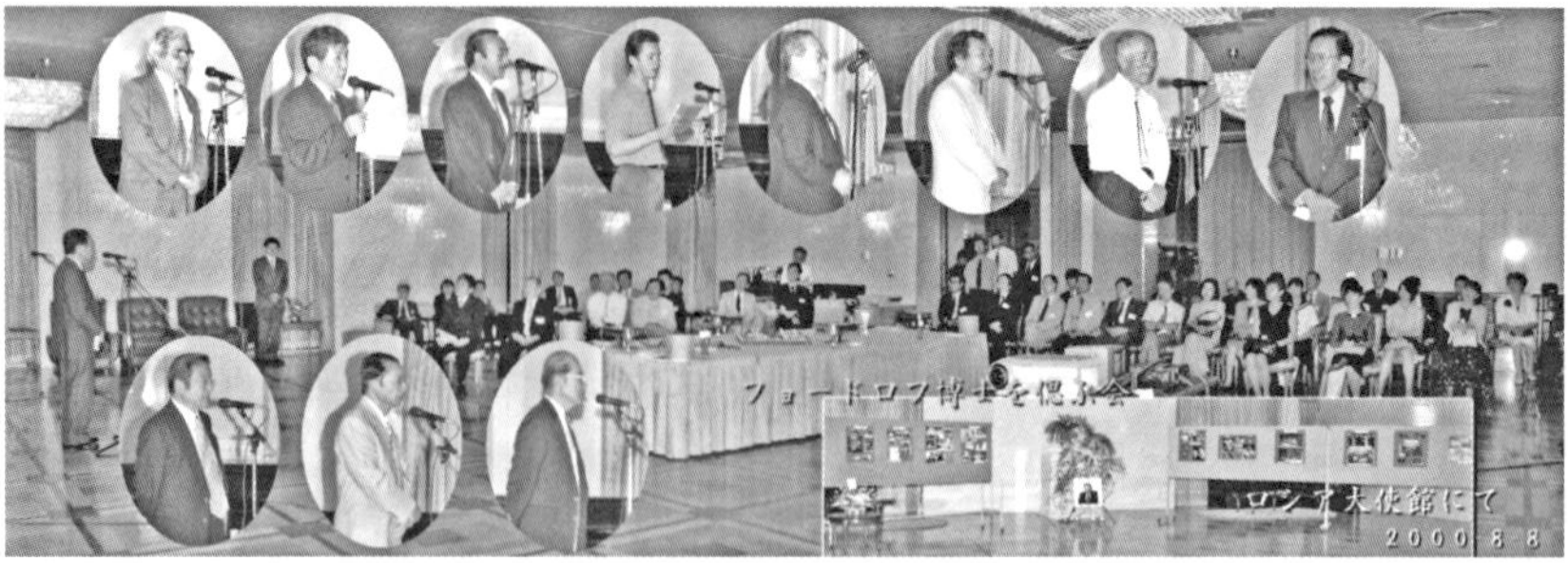
フョードロフ博士を偲ぶ会
ロシア大使館にて
2000.8.8

左上より在日ロシア大使館 参事官、奥山公道、参宮橋アイクリニック初代院長・若山久博士、フィヨドロフ記念研究所 所長代理レオニード・フェドセビッチ・リンニク教授のメッセージを代読したカナニェンコ・アレクサンドル氏、東海大学医学部・尾羽沢大教授、環境評論家・船瀬俊介氏、一ツ橋大学文学部・中村喜和名誉教授、岐阜大学医学部・早野三郎名誉教授、奈良県立医科大学・西信元嗣名誉教授、眼科三宅病院 院長・三宅謙作博士、臨床眼科研究所 所長・百瀬皓博士

９９６年６月に、ロシア大統領選挙に立候補したほどの人望がありました。

残念ながら２０００年６月２日、フィヨドロフ博士は、ヘリコプター事故で急逝しました。72歳でした。

我が国においても、フィヨドロフ博士に師事した眼科医や手術を受けた患者さんが多く、同年８月８日、生誕73年に際し、ロシア大使館と当院（参宮橋アイクリニック当時）、近視手術友の会と共同で「フィヨドロフ博士を偲ぶ会」をおこないました（上の写真）。当日は、宇都宮から奈良、大阪まで約70名の先生方や患者さんが集まりました。

それほど多くの恩恵があり、世界で認められている術式なのに、なぜ「パーク近視手術」が普及していないのか、と疑問に思われるかもしれませんが、ネックとなっているのはフィヨドロフ博士が開発した「プロファイルシリーズ」という機器を使用することにあります。

高出力の「ブロードビーム」発生器は、規模が大きいので使用ガスの消費量が多く、機器および維持費が高価になります。一般に使用されている機器よりも高価になることが普及を妨げています。

Q16 近視手術の費用は、どのくらいかかるのですか？

A 近視手術には、さまざまな術式、さまざまな機械があります。どれを選ぶかは医者にとっても、患者にとっても迷うところです。

レーザーを使用する近視手術以前、ダイヤモンド・メスによる近視手術の頃から、35年にわたり近視手術に携わってきた経験と、そして初期の近視手術を受けた患者としての立場からも、時代に合った最良の近視手術を提供したいと考えております。

その答えが、現在のところ「パーク近視手術」です。

近視手術の費用は、レーザービームの種類によって異なります。

「パーク近視手術」は、ほかのレーザー近視手術よりも大規模レーザー発生装置を使用するために、どうしても高額になってしまいます。近視の程度にもよりますが、両眼で20万から100万円ほどです（詳しくは、当院のホームページをご覧ください）。

それでも「パーク近視手術」をおすすめするのは、現時点でリスクの少ない手術と考えるからですが、一人でも多くの方に経験していただきたいという思いもあり、費用面の敷居をできるだけ下げるために、毎月の負担額が少なく、コンタクトレンズの維持費用や携帯電話の費用と月々の負担がほぼ変わらない分割プランも設けています。ご相談ください。

なお、健康保険は適用されませんが、２００７年以前に契約した私的な傷害・手術保険の加わった生命保険の給付は受けられる場合があります。

契約内容にもよりますが、手術1件に対し10万円前後の支払いがあるようです。詳しくは、ご加入されている保険会社にお問い合わせください。その際は、正式な施術名称として『エキシマレーザー角膜屈折手術』とお伝えください。

保険会社へ手術給付金の請求をする場合、医師の診断書が必要です。保険会社で給付金申請用の診断書フォームを用意している場合は、その書類をお取り寄せください。

※診断書の作成には、別途５２５０円（税込）が必要になります。

※日本語以外の診断書には対応できない場合があります。

また、確定申告の際、ご本人またはご家族（税法での「生計を一にする親族」）が支払った医療費が10万円を超える場合は、申告をすれば税金の還付が受けられます。手術料金の領収書を発行しています。この領収証の再発行はできませんので大切に保管し、申告の際に提出してください。

詳しくは、お住まいの地域の税務署にお問い合わせください。

PART 5

「パーク近視手術」体験談

※体験談は個人の感想であり、効果には個人差があります。

体験談▶▶▶▶▶ 最強度近視

「パーク近視手術」で人生が変わりました!!

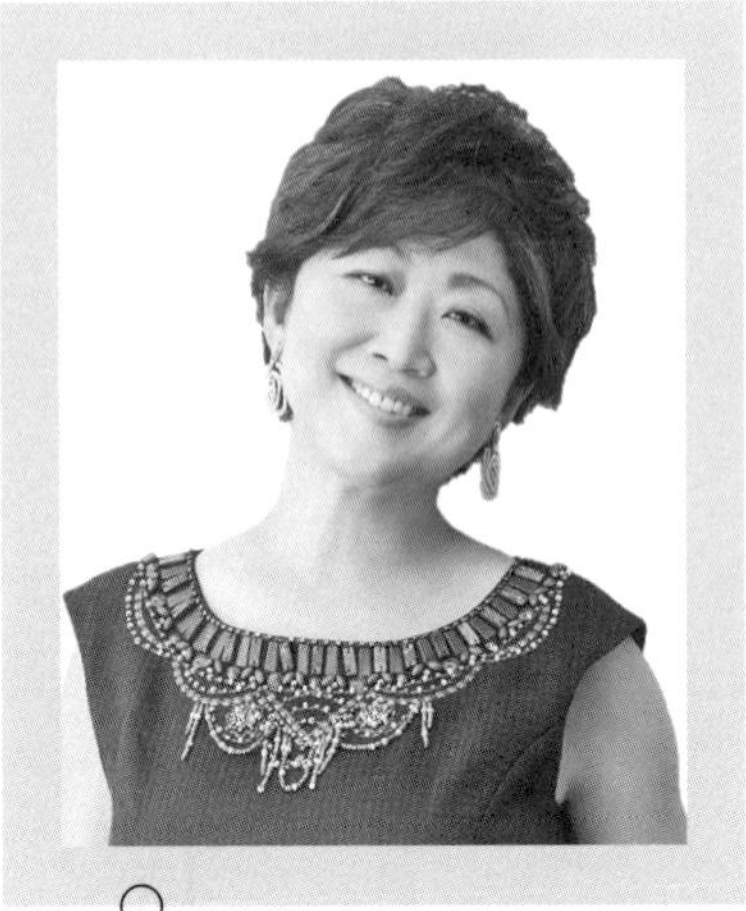

豊田 千加さん（女性）

Chika ／ジャズヴォーカリスト

●手術日
右・左／2005年6月17日

●再手術日
右／2009年3月20日
左／2012年4月13日

●手術後の視力
右 裸眼／0.01→0.8
左 裸眼／0.01→0.8

私は、小学校低学年の頃から強度の近視と乱視で、眼鏡をかけていました。歌手になってからはコンタクトレンズを使い始めましたが、乱視がひどかったため、酸素透過性などの製品は使えず、一日の使用時間は6時間と限られていました。

ドライアイもひどく、常に異物感や充血を訴えていたため、日本ではコンタクトの処方をしてもらえなくなり、米国から取り寄せるしかなくなりました。ドライアイにコンタクトが良くないとわかっていても、歌手という職業上、ぶ厚い眼鏡でステージに立つわけにはいきません。

昼夜に公演があるときは、昼のショーのあとコンタクトを外してから化粧を全部落とし、夜のショーの前にまた装着し、ステージ用アイメークをし直すという煩わしさがありました。そんな状態なので、ステージ以外の時間は眼鏡が手放せませんでした。

子供が生まれてからは、授乳もお風呂も添い寝も、すべて眼鏡。なかには眼鏡では入れてくれないプールもあり、子供たちとの時間にも不自由さがつきまといました。そんなある日、当時、幼稚園生だった次男の友だちのお母さん（Yさん）から「Chikaさん、いつも眼鏡だけど不自由じゃない？　レーザー手術したら？　人生変わるってよ！」と言われました。

彼女自身は目が良かったのですが、ご両親やご姉妹とそのご主人など、ご親族計6名が手術を受け、「人生が変わった！」と言っておられるとのこと。

以前、私が雑誌で見た近視手術は、レーザーをあてる前に目の表面をカンナでスライスする術式で、怖くてとても無理だと思っていました。

でも「私の家族が受けたのはパーク近視手術という術式で、スライスせずレーザーをあてるだけなの」と言うYさんの言葉に、「えっ！　それなら私にもできるかも！」と思いました。ステージ上の不便だけでなく、当時、私は離婚問題の最中でしたので、3

人の息子を一人で守っていくにも絶対にこの目をなんとかしたいと切実に感じていました。

そこでYさんの言葉を信じ、2005年、参宮橋アイクリニック（現・奥ノ山医院）を訪れました。奥山先生は、穏やかな表情の中にパイオニアの力強さを秘めた方で、手術に関するお話を聞くうち、私の中から恐怖は一切なくなりました。

また、「パーク近視手術は、近視・乱視矯正手術として最高の方法であると確信していますが、この手術が始まってからの歴史は20年なので、それ以上年月が経ったあとの臨床例がありません」と正直に、そして丁寧に説明してくださいました。

私は「息子たちにとって、母親と過ごすのが大切な小学校卒業までの期間を不自由なく過ごせたら、それ以降たとえまた眼鏡に戻るようなことがあっても全く構いません」とお返事しました。

手術日程を決めたあと、父（故 大橋巨泉）に手術の話をしたところ、「奥山先生、知ってるよ！　俺も若い頃、近視手術を考えて奥山先生のクリニックを訪ねたことがある」と言うのでビックリ！　私のド近眼は、父譲りだったのです。

術後検査の際、そのことを先生に話すと「巨泉さんのお嬢さんだったのですね。お父さんが来院された当時のRK手術は、現在ほど進歩しておらず、強度近視を裸眼で生活できるほどまで矯正できなかった。それで手術を諦められたのですが、お父さんの叶わなかった夢がお嬢さんの目で叶いましたね」と言ってくださいました。

先生の温かいお言葉に、運命的なものを感じたのを覚えています。

かくして私の視力は裸眼で生活できるほどに回復。『人生が変わる』というYさんの言葉は真実でした。ステージでも、共演ミュージシャンや観客席のファンの方々の顔が良く見え、当時8歳、5歳、3歳だった3人の息子たちとの生活も不自由がなくなりました。私の乱視は、奥山先生がPRKを始められて以来の強さだったそうですが、2回の手術で完璧に矯正でき、視力も再手術でさらに改善し、今では両目とも0・8です。手術をすすめてくれたYさん、勇気をくれた息子たち、そして私の人生を変えてくれた「パーク近視手術」に心から感謝しています。

▼▼▼奥山院長からのコメント

千加さんは、それまでステージの上から見えにくかった観客席をよく見えるようにしたいという希望がありました。年齢的に老眼鏡がほしくなる頃でしたので、近くのお客様を見るときには近視の戻りで対応するよう視力設定しました。

やがて遠くのお客様の顔がかすむようになったため、4年後に右目を、7年後に左目を再手術しました。再手術をしてから右目は9年、左目は6年経ち、現在の裸眼視力は0・8前後です。

体験談▶▶▶▶▶ 強度近視

船舶免許の更新は、もちろん裸眼で合格!!

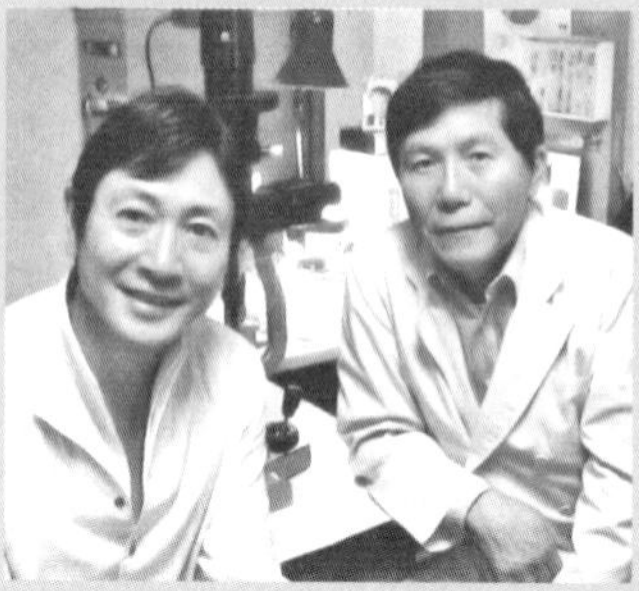

三田村 邦彦さん（俳優）

●手術日
右・左／2006年2月10日

●手術後の視力
右　裸眼／0.01→0.7
左　裸眼／0.03→1.0

視力が悪くなったのは中学2年生、14歳のときです。それ以来、眼鏡使用を強いられ、不便この上ない生活を送っていました。

時代劇では眼鏡もできず、殺人のシーンでは相手との距離がつかめず、大変苦労しました。また、共演者の顔がはっきり見えないため、人とすれ違うたびに「おはようございます」と挨拶していたら、「さっき挨拶したじゃないか」なんて言われたことは数えきれません。

俳優という仕事柄、コンタクトレンズは不可欠と思い、眼科で検査をおこなったら、瞳が大きくコンタクトレンズは使用できないと言われたのを、仕事でどうしても必要だからと無理なお願いをし、装着したのですが、3時間が限界。取材などで「今一番ほしいものは?」と聞かれると、必ず「良く見える目」と答えていました。

もはやこの不便さが日常となっていた私に転機が訪れたのは、2006年の2月です。参宮橋アイクリニックへ伺い、検査をし、奥山先生より術後の状態、他の手術やPRKとの違いについて、こと細やかな説明をしていただきました。

実際の手術時間は、両目でも1分もかかっていないと思います。

奥山先生の「終わりました」という言葉に「えっ? もう終わったのですか?」と思わず聞き返し「これで視力が回復したら、不便だったこの40年はなんだったのだろうか?」と心の中でつぶやいてしまったものです。

僕はスキー、シュノーケリングが大好きです。もちろん今までは「度付きのゴーグル」を使っていましたが、それが不要になったのです。

ゴーグルを外したら、どこに何があるのかわからず、すぐにメガネを捜してもメガネが見つからず、困ってしまったこともありました。

度付きサングラスをしたまま海に入り、波にのまれてメガネをなくし、帰りは車の運転もできず、タクシーでメガネ店へ行きメガネを作ったこともありました。

先日、船舶免許の更新があったのですが、視力検査は、もちろん裸眼で合格！

今まで右０・０1、左０・０3だったのに!!

▼▼▼奥山院長からのコメント

２００6年に来院されたとき、度の弱いメガネをお持ちで、右０・6、左０・４の矯正をめざしました。

眼球の奥行きは、通常24ミリなのに、右29・75ミリ、左28・76ミリでした。

角膜のカーブは通常42Ｄ前後ですが、左右ともに39～40Ｄと、カーブのとんがりが小さかったので、レーザーで扁平化しても近視矯正がしにくいのではないかと心配しました。

右目は台本を読みやすいように、左目はスキー場で遠くの山がきれいに見えるよう工夫しました。

スポーツマンでありながら、工芸品づくりなど多彩な趣味をお持ちのようなので、必要時にはツールとしての老眼鏡をお使いいただくようご提案しましたので、今では上手に使い分けていらっしゃると思います。

体験談▶▶▶▶▶ 中等度近視

66歳 老眼鏡いらず！本もスラスラ、遠くもクッキリ！

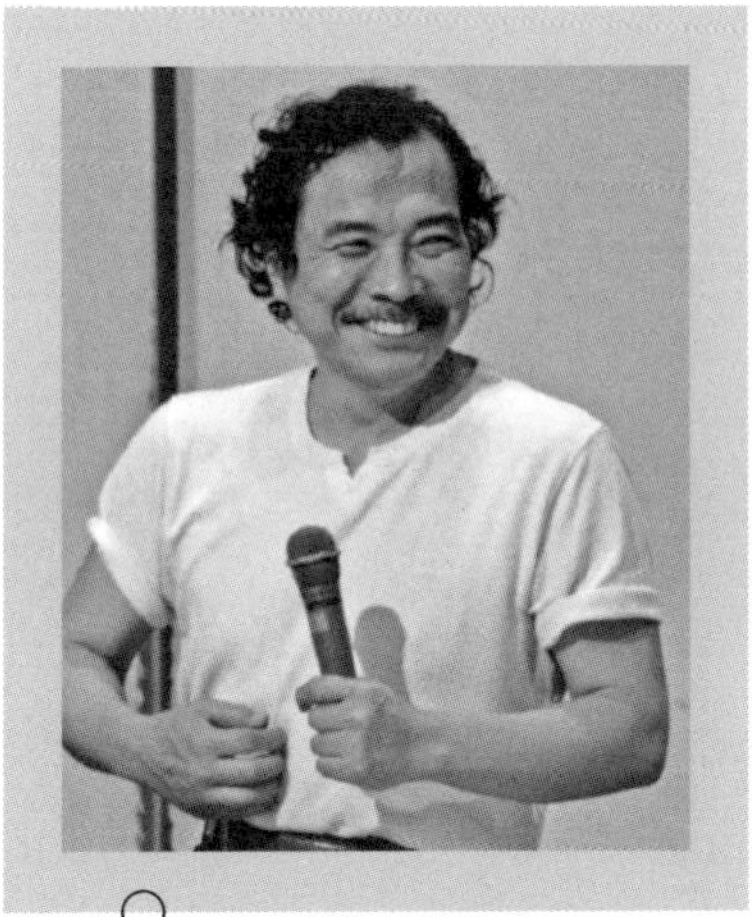

船瀬 俊介さん（評論家）

●手術日
右／1989年3月25日
左／1989年4月27日

●手術後の視力
右　裸眼／0.04→1.2
左　裸眼／0.06→1.0

●2016年現在
右0.9　左0.8

奇縁奇遇……奥山先生に感謝

奥山公道先生には、いまだ感謝、感謝です。

私が「パーク近視手術」の原点ともいえるRK手術を受けたのは、1989年の38歳のとき。もう29年も前のことです。

実は、奥山先生の父君とは、ひょんな因縁で知り合い、意気投合した飲み仲間でした。お父上は、別名〝下町の赤ヒゲ〟。小柄な方でしたが、実に豪放磊落で痛快な方でした。その口癖は「天に変わって悪を撃つ！」

その真っ正直な正義感が伝わってきます。

直情径行の呑ん兵衛でしたが、お酒がたたったのか、急逝されました。その御葬儀で「……父が生前、お世話になりました」と声をかけられたのが、公道先生との、初めての出会いでした。

そこで、先生が旧ソ連で習得されたＲＫ手術を勧められたのです。まさに、人の縁とは、奇縁奇遇……。面白いものです。

ＲＫ手術！　まるでＳＦ映画のよう

最初は、ＲＫ手術の術中写真を見るなり、震え上がりました。なんと、目玉をメスで切っている……！

腰が引けたのですが、最後はジャーナリスト魂に火が付きました。まさに、虎穴に入らずんば虎児を得ず。

今の「パーク近視手術」を受けている方たちは、想像もできないでしょうね。

ＲＫ手術は、角膜を放射線状にダイヤモンド・メスで、一本ずつカットしていく。私は両目、各々18〜19本は切ったと思います。そうやって角膜を成形して、屈折率を変えて、近視を矯正する。「パーク近視手術」も、その理論は同じですが、レーザーでアッという間に、終わってしまいます。

一方、ＲＫ手術は、実際には、数分だったのかもしれませんが、体感として、私には10〜30分にも思え、まさにＳＦ映画『２００1年宇宙の旅』のような神秘的な体験でした。そのときの得難い体験記は、後にまとめた『グッドバイめがね、コンタクト』（農文協）に綴っています。ご一読ください。

単焦点と多焦点では、段違い

それまでの視力は０・０４くらい。度の強いメガネが手放せなかったのに、ＲＫ手術で人生は一変しました。術後1週間ほどして、視力は驚異的に回復してきました。

当時、座間市の団地に住んでいたのですが、仲間と近くに桜見物に行って、満開の桜の花びらまでが裸眼でクッキリ鮮明に見えたことに驚嘆しました。あれほどの感激と興奮は、なかなか味わえるものではありません。遠くの看板の文字もクッキリ。まさに、奇跡が起こったのです。

以来、まさに文字通りメガネにも、コンタクトにも、グッドバイして今日に至ります。

現在、まだ視力は1・0近くをキープしています。だから、映画館でも、一番後方の席からでも、字幕はハッキリ見えます。

ありがたいのは66歳になっているのに、新聞や本の活字が老眼鏡なしでハッキリ読めることです。

実は、3年ほど前、奥ノ山医院で、次女の悠喜もアメリカ留学の合間を縫って、帰国時に「パーク近視手術」を受けさせていただいたのです。そのとき、待合室で、仕事のゲラ校正に目を通していたら、奥山先生が「船瀬さん、老眼鏡なしで見えるの?!」とビックリ。「あらためてRK手術は、すごいねぇ」と先生ご自身も感心されていました。

巷では、近視手術といえば、今でも〝レーシック〟が通り相場です。

しかし、これは単焦点(シングルフォーカス)です。

だから、遠くがクッキリ見えると、手元が見えづらくなる。近視メガネは要らなくなったが、遠視メガネが手放せなくなった……なんていう笑い話も。それに対してRKも「パーク近視手術」も、多焦点(マルチフォーカス)です。つまり、こう言っちゃあ何ですが、安物カメラと高級カメラの差なんですね。

幸福と奇跡の医療の代表

だから、私は近視手術というとレーシックでなく、「パーク近視手術」を必ず勧めることにしています。その原点であるＲＫの自身の体験から自信を持って推薦できます。

私は、御父上の葬儀で、奥山先生に会わなかったら……と思うと、ゾッとします。

いまだに度の強いメガネを四六時中手放せない不自由な生活を送っていたでしょう。

ＲＫ手術は、私の人生のクォリティ・オブ・ライフ（ＱＯＬ）を格段に引き上げてくれたのです。


奥山先生は、口癖のように「患者さんのＱＯＬを良くしてさしあげる医療をしたい」とおっしゃっておられました。

まさに「パーク近視手術」こそが、それです。


私は、『病院で殺される』（三五館）、『医療大崩壊』（共栄書房）…など、一連の著作で現代医療の告発を続けています。しかし、現代医療を全て否定しているわけでは毛頭ありません。患者の人生の質を高め、生きる喜びを謳歌させてくれる医療技術も、明らかに存在するのです。

かさねて言います。「パーク近視手術」こそが、まさに幸福と奇跡の医療の代表バッターです。私の体験が、お役に立てば幸いです。

▼▼▼奥山院長からのコメント

船瀬さんがＲＫ手術後29年経った今も、老眼鏡なしで過ごされていることに、私自身も驚いています。

手術前の目の奥行きは、右26・76ミリ、左25・69ミリで、角膜のカーブは右41Ｄ、左40Ｄでした。眼軸が長いタイプでしたので、矯正不足を心配しましたが、今に至るまで近視が少し残っているのが有利に働いているようです。

それにしても船瀬さんの記述は、近視手術に大きなインパクトを与える内容です。ただし船瀬さんの場合、さまざまな健康法を実践しており、そのアンチエイジング効果が功を奏しているのか、前白内障状態がもたらしている適度な近視化か、はたまたＲＫによる近視手術後のマルチフォーカスなのか、研究解明が必要です。

加齢による水晶体の調節機能の衰えは、近視手術の経験の有無にかかわらず万人に訪れます。近視が矯正されても、若い頃から目が良かった人と同様に、郵便局に行けばカウンターに用意されている老眼鏡のお世話になるのが普通です。

読者の皆さまにおかれましては、誤解なきようにお願い申し上げます。

体験談▶▶▶▶▶ 中等度近視

母と私、親子2代で奥ノ山医院で近視手術を受けました！

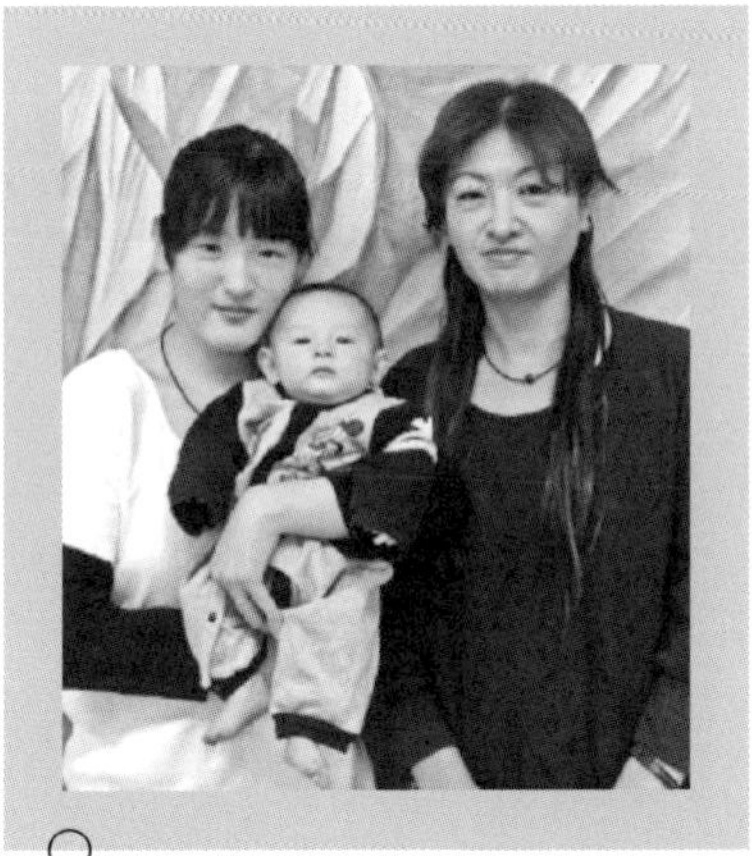

伊勢　江奈さん
（手術時25歳）

●手術日
右／2017年9月25日
左／2017年10月2日

●手術後の視力
右　裸眼／0.05→0.9
左　裸眼／0.05→0.9

●2018年現在
右0・9　左0・8

5

私は、中学生の時から目が悪く、年を重ねるにつれて、どんどん視力が落ちていきました。眼鏡はなくしたとき用に予備まで持っているほどでした。手術したいなと思ったきっかけは、2児の母になり、もし眼鏡がない状況で震災や事故に遭ったら…と考えたことからでした。

そこで10年ほど前、奥山先生に手術していただいていた母に相談したところ、一度診てもらった方がいいということで、すぐ奥山先生に会いに行きました。

いろいろな検査をして「手術可能」とわかり嬉しい反面、レーシックのさまざまな悪い噂を聞いていたので不安もありました。でも、奥山先生がとてもわかりやすい説明をしてくださり「私が知っていたレーシック手術じゃない手術」ということがわかり、自分で納得して手術しようと決心して、片目ずつの手術をお願いしました。

手術は全く痛くありませんでしたが、手術後2～3時間から痛みがあり、目が開けられなかったです。次の日の経過で診察してもらい、奥山先生にクリームのお薬と点眼をしていただいて少し楽になりました。痛みのピークは手術から2～3日でしたが、1週間ほどで痛みがなくなりました。痛みがだいぶなくなってくると、テレビの小さな文字が見えたり、時計が読めたり、痛みより裸眼で見えている感動のほうが大きく、痛かった思い出がどんどん消えていきました!!

なかでも感動したのが、お風呂場です。目が悪いときは、子供たちをお風呂に入れるのに眼鏡をかけたまま洗ってあげていたのですが、曇ったり濡れたりでイライラ…。だからといって眼鏡を外して入れるのも怖く、かなりストレスでした。

術後、裸眼のままチャレンジしてみたところ、何のストレスもなくお風呂に入れられたのが一番感動しました。術後のケアもしっかりしてくださり、今でている症状を伝えると、今何が起きているのか、症状が治まる時期を教えてくださいました。

奥山先生も、手術の経験者なので、とても説得力があり安心して診てもらえました。

今では、自分がどれだけ視力が悪かったとか、痛みがどのくらいあったのかなど、忘れてしまうほど快適に過ごせています！　手術を受けたい方がいたら、ぜひ紹介したいです。

奥山先生や看護師さん、その他スタッフの方々には感謝です。

ありがとうございました

▼奥山院長からのコメント

江奈さんのお母さんは、13年前の2005年に切らない、削らない「パーク近視手術」手術を受けられました。

このたびは娘さんも授乳を終えてから手術をお受けになり、親子2代で「パーク近視手術」の見心地を評価していただき嬉しい限りです。

専門的なことをいいますと、江奈さんは手術前の裸眼視力が0・05、メガネによる矯正視力は0・9、屈折値マイナス6D、正乱視マイナス1D、眼軸長26ミリ台と眼球の奥行が伸びていました（正視の眼軸長は24ミリです）。

しかし、角膜カーブが43D以上あったので「パーク近視手術」による角膜扁平化が可能と考え、網膜上への焦点移動2ミリ分が矯正され効果良好でした。

体験談▶▶▶▶▶ 軽度近視

スポーツをしている方に、おすすめです！

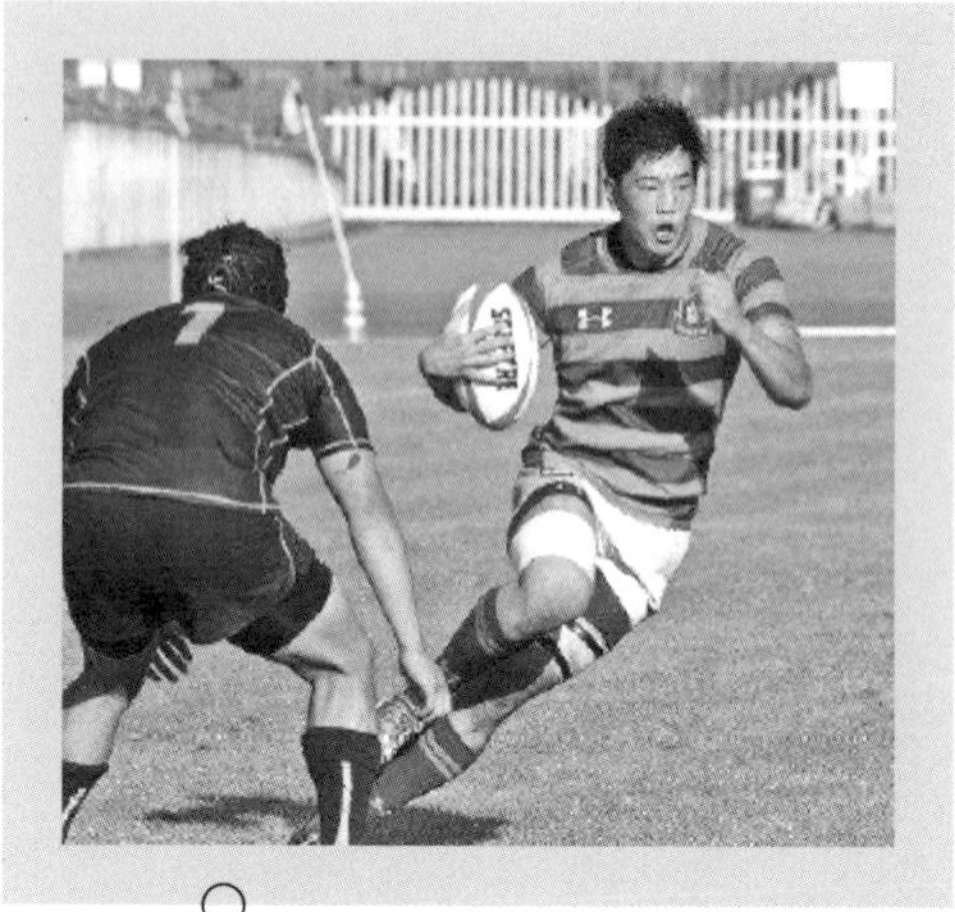

松村 拓海さん（手術時21歳）

●手術日
右／2016年 12 月5日
左／2016年 12 月 26 日

●手術後の視力
右　裸眼／0.1→1.5
左　裸眼／0.1→1.5

私は体育会ラグビー部に所属し、日々練習や試合に取り組んでいます。

今まではコンタクトレンズを使用していたのですが、相手とぶつかった際に取れてしまうことも多く、そのたびにプレーを中断しなければならないことに悩まされていました。

また、遠征の際にコンタクトレンズを忘れたり、買うのを忘れて切らしてしまったりと何かと不便で、思い切って「パーク近視手術」を受けようと考えました。

手術自体は、レーザーを見るだけですが、最初は、開眼器（目が閉じないように瞼を固定する器具）を入れることに恐怖心がありました。でも全部終わってみると、あっという間のものだったと感じています。

術後の痛みは、想像よりずっと少なく、痛み止めを使うことなく寝ることができました。ただ、その後の衛生管理をいい加減にしてしまい、目をこすったり、保護をせず入浴をしたりということを続けた結果、術後3日目ほどで我慢できない痛みがありました。

この点に関しては、保護用コンタクトレンズが汚れていただけで、取り替えてもらうと間もなく治まりました。

視力も順調に回復して、1週間ほど経つと、今までコンタクトレンズで見えていた程度の視力に回復しました。

現在、術後1ヵ月ですが、視力に何も問題はありません。

ただ、日差しがとてもまぶしく感じるので、天気がいいときはサングラスをかけています。この点に関しては、そのうち良くなるみたいです。

コンタクトのわずらわしさもなくなり、今はとても快適な生活を送っています。ラグビーも問題なく続けており、プレーにも集中して臨めています。

当初は「パーク近視手術」という聞きなれない言葉に不安を感じていましたが、今は受けて本当によかったと感じています。

これからも高いレベルを目指してラグビーを続けていきたいと思います。

▼▼▼奥山院長からのコメント

レーシックは激しい運動や衝撃などで、術後、数年経ってもフタがずれるリスクがあるので不適当ですが、「パーク近視手術」は角膜の厚さが約1年でほぼ戻るケースが多いので安心ですね。ラグビー部の選手としての大成を期待しています。

松村くんの場合、手術前の裸眼視力0・1、屈折値マイナス2D、角膜のカーブが42D前後。乱視はなく、眼軸長は24ミリ台、角膜の厚さは520ミクロンでした。

角膜カーブと眼軸長が、正視眼がもつ値を示す軽度近視であり、角膜の厚さも手術直後に400ミクロンまで薄くなっても、6ヵ月以内に500ミクロン程度まで再生が見込めることより、試合中コンタクトレンズが外れる不便からの解放を希望され、1・5の裸眼視力に回復しました。

体験談▶▶▶▶▶ **中等度近視**

毎日のコンタクトレンズや眼鏡のわずらわしさから解放されました！

馬場　みづき　さん（手術時21歳）

●手術日
右／2016年12月19日
左／2017年　1月10日

●手術後の視力
右　裸眼／0.01→1.0
左　裸眼／0.01→1.2

5

目にメスを入れるレーシック手術は怖くてなかなか踏み出せず、一生コンタクトレンズと眼鏡の生活を続けると思っていたところ、奥山先生に出会いました。

最初は、「本当に視力が回復するのだろうか」「将来的なリスクはどうか」と不安でしたが、奥山先生が手術のリスクや体験談なども含め、丁寧に「パーク近視手術」の説明をしてくださったので手術に踏み切りました。

術後、どんどん視力が回復していったときは非常に感動しました。それと同時に、もっと早く手術を受けていれば良かった…！と思いました。

最初は不安でしたが、今では毎日のコンタクトレンズの煩わしさから解放され、思い切って手術を受けて本当に良かったと思っています。

また、奥山先生の人柄も素晴らしく、術後もしっかり経過診察をおこなってくださり、言葉にしきれないほど感謝しています。

一人でも多くの近視で悩んでいる方に、この手術をすすめたいです！

本当にありがとうございました！

▼▼▼奥山院長からのコメント

某大学のラクビー部の名マネージャーであった彼女は、角膜を切らずにレーザーを照射する「パーク近視手術」を希望し、体験してくれました。

今年、社会人になり多忙とは思いますが、また定期健診にいらしてください。

おわりに

35年前、〝近視手術を受けると失明する〟というフェイクニュースが流れました。流れていたというより、流されていたのかもしれません。

すでに近視手術を受けていた私も、私の家族も、全員が「失明するのではないか」と言われたこともありました。

実際には、角膜レーザー手術で失明することはないと思います。

私や家族は、老眼ともうまくつきあい、適度な視力を保っています。にもかかわらず昨年、再び〝レーザー手術で失明〟というインパクトある言葉が報道され、迷信のようにささやかれていることが、この本を執筆するきっかけとなりました。

迷信によって、取り戻せるであろう裸眼視力が損なわれている人たちに、本当のことをお伝えしたいと思ったのです。

近視手術は、術前に有害事象についてきちんと説明を受け、しっかり理解した上で手術を受ける必要があります。理解しないまま安易に手術を受ければ、新たな迷信を発生させてしまうでしょう。

思い起こせば、35年前の4月に手術を受け、8月頃までは1・5だった視力が、9月に0・6まで低下したときは、元の状態が0・05であったのを忘れて落胆した記憶があります。しかし、近視手術は、単に裸眼視力を1・0とか1・5に上げる手術ではなく、近視の程度を軽減する手術であると、十分に理解する必要があります。ライフスタイルに合わせ、調節に無理のない眼鏡やコンタクトレンズの使用も視野に入れるべきです。

薄い角膜や強い近視を含め、近視を軽減したい方には「パーク近視手術」を、場合によってはPRKを、軽い近視で40歳までならレーシックをおすすめします。なお、近視手術は、角膜という生体レンズと水晶体レンズとが密接に呼応することで視力を得ます。手術がうまくいっても、悪しきライフスタイルを続ければ、目の各機能や視力に悪影響をおよぼすことも忘れてはなりません。

スポーツや職業上の理由だけでなく、いつかは我が身にふりかかるかもしれない災害時に、ちゃんと避難できるような裸眼視力を手に入れておきたいものです。

最後に、この本の出版に当たり、尽力していただいたアレクサンダー・カナネンコ氏、G・カチャリナ氏をはじめとするフィヨドロフ研究所のスタッフの方々、須田八重子会長をはじめとする近視手術友の会の皆様、健康と良い友だち社の市川玲子氏に深謝いたします。

奥山　公道

■参考図書

- 『目はここまでよくなる　眼科医療の最新情報』百瀬皓著（立風書房 1984 年 6 月）
- 『近視は 15 分で完全に治る』奥山公道著（光文社 1985 年 10 月）
- 『130 人の専門医が語る　気になる病気の基礎知識』大矢仁美編（日本エディタースクール出版部 1988 年 1 月）
- 『医療のペレストロイカ―近視手術の生みの親フョードロフ博士の人と仕事 』セルゲイ・ミハイロビチ ヴラソフ著 奥山公道訳（新時代社 1988 年 7 月）
- 『近視と近視手術』百瀬皓著（ぴいぷる社 1990 年 5 月）
- 『グッドバイ！めがね・コンタクト　15 分のＲＫ手術で近視・乱視が治る』船瀬俊介著／奥山公道監（農山漁村文化協会 1990 年 8 月）
- 『ここまできた近視のＲＫ手術法　15 分でメガネがいらなくなるとき』渡辺利一著／奥山公道監（ＫＫベストセラーズ 1991 年 9 月）
- 『医学コミック近視よ 15 分で治れ』奥山公道監／井美佳子作画（ナショナル出版 1991 年 10 月）
- 『最新 RK 手術で近視、乱視が治る』保坂賢治著（すずらん書房 1992 年 2 月）
- 『あきらめていた近視が治る―RK 手術体験者は 50 万例をこえレーザーによる画期的 PRK 手術に期待！』奥山公道著（廣済堂出版 1992 年 4 月）
- 『レーザーの世界　通信から医療、兵器まで』Ｊ・ヘクトＤ・テレシー著（講談社 1992 年 7 月）
- 『カラーアトラス　エキシマレーザー角膜屈折矯正手術』坪田一男監訳（医学書院 1994 年 2 月）
- 『カラーアトラス　角膜トポグラフィー』坪田一男監訳（診断と治療社 1994 年 6 月）
- 『安全・確実短時間に近視は治る　最先端医学であなたのメガネはもう不要』清水公也著（ごま書房 1994 年 11 月）
- 『近視を治したいあなたに　治った、見えた…！ RK･レーザー近視手術の驚異』日本ＲＫ・ＰＲＫ友の会編（三一書房 1994 年 12 月）
- 『KRAK　KERATOTOMIE RADIAIRE　KERATOTOMIE ARCIFORME』MICHEL ISTRE　Editions Printalp.Grenoble.1995
- 『角膜屈折矯正手術　エキシマレーザーはどこまで進んだのか』木下茂・大橋裕一・坪田一男編（診断と治療社 1995 年 2 月）
- 『切らずに治す近視の最新治療 − PRK レーザー手術で視力が 10 倍戻る！』奥山公道著（成美堂出版 1995 年 6 月）

- 『近視が治る最新レーザー治療』レーザー視力矯正眼科医師グループ著（史輝出版 1995 年 12 月）
- 『屈折矯正表層角膜形成術』ジョージW．ロザキス著編／魚里博訳（診断と治療社 1996 年 4 月）
- 『近視手術　PRK30 秒の奇跡』松原正祐監（雪書房 1996 年 8 月）
- 『見よーい 1.0　2.0　近視治療』近視レーザーセンター日本 RK・PRK 友の会編集（日本メドコ 1996 年 9 月）
- 『メガネのいらなくなる本』清水公也著（ごま書房 1997 年 2 月）
- 『イラストでみる今日の眼科手術　エキシマレーザー』大橋裕一編（メジカルビュー社　1997 年 2 月）
- 『近視・乱視・遠視を治すダイヤモンド&レーザー』矢作徹著（史輝出版 1997 年 4 月）
- 『実技角膜屈折手術 ― RK. PRK. LASIK を中心に 』奥山公道著　南山堂 (1997/05)
- 『近視百科』種本康之著（ごま書房 1998 年 11 月）
- 『C orneal Laser Surgery』JamesJ.Salz.M.D　Mosby1999
- 『近視のレーザー治療』矢作徹著（旭書房 1999 年 1 月）
- 『30 秒で眼がよくなる ― 近視治療のパイオニアが明かす！最先端医学で視力が回復する 』奥山公道著（土屋書店 1999 年 7 月）
- 『近視は「新技術で」20 分で治る！』坪田一男著（サンマーク出版 2000 年 6 月）
- 『近視をレーザーで治す』矢作徹著（旭書房 2000 年 9 月）
- 『元気になる赤の本　近視矯正手術』近視矯正手術研究会著（主婦の友社 2000 年 12 月）
- 『LASIK の実際　その最先端技術のノウハウ』坪田一男編（診断と治療社 2000 年 12 月）
- 『近視手術の前にゼッタイ読む本』奥山公道著（リヨン社 2001 年 2 月）
- 『視力をとり戻す！』山口達夫監（法研 2001 年 2 月）
- 『近視レーザー治療レーシック』矢作徹著（旭書房 2001 年 3 月）
- 『最新版　視力回復パーフェクトＢＯＯＫ』奥山公道監（日本文芸社 2001 年 12 月）
- 『30 秒で眼がよくなる』奥山公道著（土屋書店 2001 年 12 月 25 日）

● 『矯正手術で近視を治す』ビッセン－宮島弘子編（医学芸術社 2002 年 2 月）
● 『角膜トポグラフィーと波面センサー　解説ポイント』前田直之・大鹿哲郎・不二門尚編（メジカルビュー社 2002 年 10 月）
● 『近視矯正手術レーシックの正しい受け方』加藤卓次著（主婦と生活社 2002 年 12 月）
● 『コンタクトからレーシックへ　最新近視治療（レーシック・ラセック・オルソケラジー）オールガイド』坂西良彦著（海苑社 2003 年 6 月）
● 『近視・乱視・遠視を治す　レーシックを超えた！　最新 Wave－front レーゼック』矢作徹　著（旭書房 2003 年 7 月）
● 『お医者さんも知らない治療法教えます』田辺功著（西村書店 2005 年 10 月）
● 『博士の異常な健康』水道橋博士著（アスペクト 2006 年 3 月）
● 『正しく理解して選ぶ　視力矯正治療』市川一夫著（幻冬舎 2014 年 3 月）

■参考文献

● 『眼鏡矯正網膜像の OTF とスポットダイアグラムについて』
● 「眼紀」奈医大、眼　中尾主一、他
● 『近視と眼底変化－1．網膜剥離の屈折度分布と近視を伴う黄斑部網脈絡膜変性症の屈折度分布』「日眼会誌」京大、眼　萩野誠周、他
● 『ソフトレンズのイオン透過性』「日本コ・レ学誌」阪大、眼　浜野光、他
● 『コンタクトレンズの展望－1976 年度』「眼科」日本コ・レ研　水谷
● 『新開発の酸素透過性ハードコンタクトレンズについて　第 1 報 － 物理化学的特性 －』
● 「日本コ・レ学誌」名古屋日赤病院　平野潤三、他
● 『新開発の酸素透過性ハードコンタクトレンズについて　第 2 報 － 動物・人眼実験 －』
● 「日本コ・レ学誌」名古屋日赤病院　平野潤三、他
● 『コンタクトレンズ現況』「現代医学」日本コ・レ研　水谷
● 『高校生の視力の推移』「眼科」平塚市民病院　大江謙一
● 『コンタクトレンズの展望 － 1977 年度』「眼科」日本コ・レ研　水谷
● 『コンタクトレンズの展望 － 1978 年度』「眼科」水谷
● 『コンタクトレンズの展望 － 1979 年度』「眼科」水谷
● 『近視遠視の年齢別統計』「日医新」日医大　大島祐之

- Bright vision of the Future
  TIME,NOVEMBER 15,1982
- Surgery in an Attempt to change Corneal CurvatureRev,Waclaw Szuniewicz,R.M.Fasanella OPHTHALMIC SURGERY OCTOBER 1981 VOL 12,NO.10
- Sato T : POSTERIOR INCISION of cornea,surgical treatment for conical cornea and astigmatism,Am.J.Ophthalmol.33 June 1950
- Sato T : Posterior half－incision of cornea for astigmatism ; operative procedures and results of improved tan-gent method Am.J.Ophthalmol,April 1953
- Sato T : Akiyama K Shibata H : A new surgical approach to myopia Am.J.Ophthalmol 1954
- Steven G.Kramer et AL ; Precision Standardization of Radial Keratotomy Ophthalmic Surgery VOL12 NO. 8 1981
- Paper on radial keratotomy presented at the Eye Foundation Interational Cataract Surgery Symposium on Radial Keratotomy, February 16 1981
- Fyodorov S Durner V : Operation of dosage dissection of corneal circular ligament in cases of myopia of mild degree.Ann,Ophthalmol. December 1979
- Bores L : American experience with myopia procedure of Fyodorov Keratorefraction,Denison,LAL Publishing,1980
- Myers W : Initial experience with radial keratotomy. Keratorefraction,Denison,LAL Publishing 1980
- ROWSEY J Balyeaf H ; Preliminary results of radial keratotomy, Presented to Phoenix Ophthalm Society.March 1981.
- Waring G ; Radial Kratotomy and the PERK study presented to the American Academy of Ophthalmology November 1980
- Schanzlin DJ et al : Laboratory studies in radial keratotomy, presented to ARVO,April 1981.
- James V Jester et al ; Radial keratotomy in NON－HUMAN PRIMATE EYES. Am.J.of Ophtholmology 1981
- TAMES V. Jester et al ; A statistical analysis of radial keratotomy in HUMAN cadaver eyes.Am.J.of Ophthalmology92, 1981
- Fyodorov S.N. Agranovsky AA ; Long-term results of anterior radial keratotomy J. Ocul Ther Surg. 1982 ;
- Corneal Laser Surgery JamesJ.Salz.M.D Mosby1999
- Five-Year Follow-Up of Photorefractive Keratectomy for Myopia Norihiko Honda, MD;Naoki Hamada, MD;Shiro Amano, MD;Yuichi Kaji, MD;Takahiro Hiraoka, MD;Tetsuro Oshika, MD;Journal of Refractive Surgery Volume 20 March/April 2004

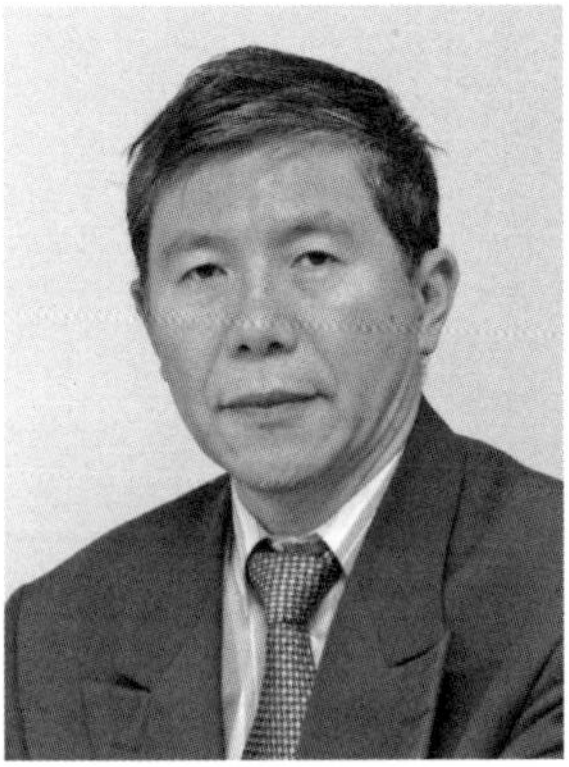

奥ノ山医院 院長
医学博士
奥山 公道（おくやま・こうどう）

1947年 東京 医科四代の家に生まれる
1974年 モスクワ第2医科大学医学部卒業。旧ソ連邦医師免許を取得
1975年 日本国医師免許を取得
1976年 板橋富士見病院内科に入局
1980年 東海大学医学部内科に入局
1983年 近視性屈折異常を治すため、モスクワ顕微手術眼科研究所 所長 S.N. フィヨドロフ博士より、両眼の放射状角膜切開術（RK）を受ける
自己および家族の治療を基礎に、本邦初の眼科専門医による屈折矯正手術医療機関「参宮橋アイクリニック」を奥ノ山医院のもとに開設
初代院長に日本医科大学眼科学教室、若山久医学博士を招聘
1988年 参宮橋アイクリニック院長としてRK手術を開始
1989年 遠視矯正手術（ITK）施術を開始
1992年 エキシマレーザー近視矯正手術（PRK）を開始
1995年 屈折矯正眼科学で医学博士号を授与（モスクワ第3医科大学）
1996年 （露）眼科専門医の資格を取得
2008年 参宮橋アイクリニックを奥ノ山医院に統合し、三軒茶屋に移転

【臨床歴】
1984年～1995年　モスクワ顕微手術眼科研究所フィヨドロフ博士に師事し、眼科学および角膜屈折矯正学を研鑽
1988年 参宮橋アイクリニック（五反田）・奥ノ山医院（三軒茶屋）院長として、近視手術を開始。RK、PRK、レーシック（LASIK）、レーセック、フラップレス・レーシックなど2万例以上を経験して、「パーク手術」に到達

【参加学会および活動】
眼科専門医（ロシア共和国）、医学博士（角膜屈折矯正眼科学）、臨床内科医会認定医、カザフスタン国立医科総合大学名誉教授、元 WHO 研究・研修協力センター学術顧問、日本眼科学会会員、国際眼科屈折矯正手術学会 ISRS 会員、月刊「OPHTHALMO SURGERY」誌 海外編集委員（英露語）

プロが教えるレーザー近視矯正法

大事な角膜を切らない！ 削らない！「パーク近視手術」

2018年6月28日 第1刷発行

著　者　奥山公道
発行者　市川玲子
発行所　有限会社 健康と良い友だち社
〒141-0032
東京都品川区大崎 4-3-1
電話 03-5437-1055
FAX 03-5437-1056

デザイン　居村世紀男
印　刷　株式会社サンライズ

ISBN978-4-902475-08-1